TRAITÉ

DES MALADIES

DES FEMMES ENCEINTES,

DES FEMMES EN COUCHE,

ET

DES ENFANS NOUVEAUX NÉS,

PRÉCÉDÉ

DU MÉCANISME DES ACCOUCHEMENS.

TOME SECOND.

TRAITÉ

DES

MALADIES DES FEMMES ENCEINTES,

DES FEMMES EN COUCHE,

ET DES ENFANS NOUVEAUX NÉS,

PRÉCÉDÉ

DU MÉCANISME DES ACCOUCHEMENS;

RÉDIGÉ

SUR LES LEÇONS D'Antoine PETIT,

Médecin de Paris, Démonstrateur et Professeur au Jardin des Plantes, et membre de plusieurs Académies, etc.

ET PUBLIÉ

PAR les Citoyens BAIGNÈRES, *ancien Médecin de Paris et de Montpellier, etc.; et* PERRAL, *ancien Chirurgien-major des armées, etc., et de l'Arsenal de Paris.*

Indocti discant, et ament meminisse periti.

A PARIS,

BAUDOUIN, imprimeur du Corps législatif et de l'Institut national, place du Carrousel, N°. 662.

AN VII.

COURS
D'ACCOUCHEMENS

ET

DES MALADIES DES FEMMES ENCEINTES,

DES NOUVELLES ACCOUCHÉES,

ET

DES ENFANS NOUVEAUX NÉS.

SUITE DE LA SECONDE PARTIE.

SECTION SECONDE.

De l'accouchement contre nature, qui dépend de la mère.

LES obstacles que peut opposer la mère à l'accouchement sont de trois sortes, 1°. ils dépendent de la mauvaise situation de la matrice, 2°. des maladies qui attaquent la femme pendant le travail, 3°. enfin, des vices de conformation dans les parties molles et dures.

Examinons le premier obstacle.

Tome II.   A

NUMÉRO PREMIER.

De l'obliquité de la matrice en général.

On dit que la matrice est mal située, ou, ce qui revient au même, qu'elle est oblique, quand le fond de ce viscère ne répond pas au milieu du bassin : pour lors l'axe de la matrice est toujours incliné de côté ou d'autre, inclinaison qu'on appelle *obliquité*. En partant de cette idée, nous distinguerons quatre sortes d'obliquités ; une en devant, une en arrière, et deux latérales. Dans la première, le fond de la matrice se jette en devant, tandis que le fond de son orifice se porte en arrière sur le sacrum ; dans la seconde, le fond dé la matrice se porte en arrière, et son orifice en devant sur le pubis ; dans la troisième, le fond se jette sur l'un ou l'autre côté, et l'orifice sur le côte opposé.

Les anciens ont tout-à-fait ignoré cet objet. Van Deventer, médecin hollandais, est le premier qui ait observé l'obliquité de la matrice. Cette découverte est fort avantageuse à l'art des accouchemens ; elle y a jeté beaucoup de jour sans en changer la théorie ; elle nous a fait connoître une cause particulière d'accouchement contre nature, qu'on ignoroit : car il est tel de ces accouchemens qui reconnoît pour cause la mauvaise situation de la matrice, laquelle, une fois enlevée, ne forme plus d'obstacle à l'accouchement. Voilà ce que doit être apprécié la découverte de Deventer. On ne doit pas affecter de crier, comme les chirurgiens de Paris, qu'elle ne vaut rien, qu'elle ne mène à rien, qu'elle n'a rien ajouté à l'art; il ne faut pas non plus, comme a fait Deventer, ramener à cette obliquité la théorie entière des accouchemens : ces opinions exagérées sont également ridicules.

Causes.

Les causes en général de l'obliquité de la matrice sont, 1°. la situation habituelle de la femme, qui se sera tenue d'un même côté pendant sa grossesse ; 2°. le relâchement des ligamens ronds, tant antérieurs que postérieurs, du même côté; relâchement qui fait pencher la matrice du côté opposé ; 3°. la phlogose ou l'inflammation de ces ligamens, qui, en se raccourcissant, tirent la matrice et la forcent à s'incliner du même côté où est la maladie; 4°. une tumeur quelconque, soit dans l'ovaire, soit dans le ventre, qui forme un obstacle à l'expension de la matrice de ce côté, la repousse et l'oblige à se porter du côté opposé ; 5°. l'amplitude trop considérable du bassin ou son extrême petitesse. Dans le premier cas, la matrice n'est pas soutenue ; elle flotte, elle vacille, et se porte facilement de côté et d'autre. Dans le second cas, ce viscère ne pouvant s'étendre en largeur à cause de l'étroitesse du petit bassin, il sort de cette cavité avant le quatrième mois , monte, s'élance, pour ainsi dire , et , ne se trouvant plus soutenu, il s'incline aisément de l'un ou de l'autre côté. 6°. Une des causes les plus connues , et qui peut être regardée comme cause déterminante de cette mauvaise situation , est la position variée du placenta; car , comme nous l'avons dit plus haut , le placenta ne s'attache presque jamais directement au fond de la matrice , mais au fond de l'un ou de l'autre côté, soit en avant , soit en arrière , ou sur les côtés : or , dans ce cas , la partie opposée de la matrice se distend , s'amplifie davantage , parce que l'enfant s'y trouve logé , et ce viscère s'incline de ce côté. C'est à M. *Brunés*, allemand , qu'est due la découverte de cette cause , qui a lieu dans presque toutes les obliquités de la matrice.

Symptômes.

Dans le commencement du travail, les douleurs sont très-vives, à cause du tiraillement des ligamens opposés au côté où se fait l'obliquité : les causes de la difficile dilatation de l'orifice arrivent quand la matrice est appuyée sur le sacrum ou sur le pubis , selon l'espèce d'obliquité. Quand on touche la femme, on ne trouve pas la matrice au milieu du petit bassin , mais appliquée contre un de ses bords : encore n'en sent-on que la moitié , parce qu'une partie de cet orifice est au dessus du bord du petit bassin, et l'autre au dessous ; les eaux sont étranglées, applaties, allongées, et ne se ferment que par une espèce de fente, et cachent furtivement la mauvaise conformation intérieure du ventre : la suppression des urines et des excrémens sont encore des effets qui accompagnent l'obliquité de la matrice.

Diagnostic.

On connoît l'obliquité de la matrice par les causes et les effets que nous venons de rapporter.

Prognostic.

En général, l'obliquité de la matrice est une chose fâcheuse. Il est très-difficile, pour ne pas dire impossible, que l'enfant vienne au monde si l'obliquité est considérable : la tête de l'enfant n'a pu s'engager, puisqu'elle est appuyée sur un os. Cette mauvaise position donne lieu à beaucoup d'accidens pour la mère, comme douleurs vives, perte de sang, convulsion, déchirure de la vessie, contusion, inflammation des parties génitales. Du côté de l'enfant, sa tête, après l'écoulement des eaux, porte et s'appuie sur des parties osseuses, quelquefois tranchantes ; ce qui peut lui causer de fâcheux accidens, et même la mort.

Quant à la curabilité, il est facile de remédier

à l'obliquité de la matrice, quand on l'a reconnue de bonne heure. Si elle est simple, l'accouchement se termine promptement; mais si elle est compliquée, avec mauvaise situation de l'enfant, l'accouchement deviendra laborieux, sur-tout quand les eaux sont écoulées depuis long-temps : pour lors il survient quelquefois des accidens auxquels l'art ne peut remédier.

Pratique.

Ou l'obliquité de la matrice est légère, ou elle est considérable. Si elle est légère, il ne s'agit que d'aider la nature, et l'accouchement se fera ; quand elle est considérable, on a besoin des secours de l'art : ainsi on fait coucher la femme sur le côté opposé à l'obliquité de la matrice ; on porte la main sur le ventre, et on repousse le fond de ce viscère du même côté que la femme est couchée. Pendant ce temps, on insinue l'autre main dans le vagin ; on appuie deux ou trois doigts sur l'orifice, et on le tire du côté opposé à celui vers lequel on repousse le fond de la matrice ; on ne perce les membranes que le plus tard possible, ayant soin de ne quitter l'orifice de la matrice que le plus tard qu'on peut, et que lorsque la matrice sera bien redressée : alors on perce ; les eaux s'écoulent, l'enfant se présente; et si on craint qu'il ne vienne pas bien, on lui saisit les pieds, si cette dilatation est suffisante, et on l'amène par cette partie; se présente-t-il bien, on le laisse venir par la tête : on a eu soin d'avertir la femme de ne pas faire valoir ses douleurs jusqu'à ce que la matrice soit redressée ; on soutient ses forces en lui donnant de l'espérance ; on saigne quand le cas le requiert ; d'autres fois, on donne un clystère : voilà les préceptes généraux qu'il faut suivre. À l'égard de la manœuvre, elle varie suivant les cas particuliers et l'espèce d'obliquité.

N°. I I.

De l'obliquité en devant.

L'obliquité en devant existe quand le fond de la matrice regarde de ce côté, et que son orifice se porte en arrière. Cette légère inclinaison a lieu chez presque toutes les femmes; mais elle peut être considérable et former un véritable obstacle à l'accouchement. Comme toutes les obliquités, elle peut être simple ou compliquée, avec mauvaise position de l'enfant.

Causes.

Ce sont la petitesse du bassin, l'éminence trop considérable de la partie supérieure du sacrum et des dernières vertèbres lombaires, la rétraction des ligamens ronds antérieurs, ou le relâchement des postérieurs , la naissance d'une tumeur à la partie postérieure de la matrice , la présence de deux enfans dans ce viscère, le grand nombre de grossesses précédentes , qui ont relâché et éloigné les tégumens du ventre , lesquels prêtent actuellement avec facilité , et enfin l'attache du placenta à la partie postérieure et moyenne de la matrice , qui la force de s'étendre en devant. Il est rare que la mauvaise situation de la femme , pendant sa grossesse , occasionne cette obliquité , parce qu'on ne la couche guère sur le ventre.

Diagnostic.

On l'établit sur les effets qui ont existé pendant la grossesse, et sur ceux qui se manifestent pendant l'accouchement. Ainsi, la femme a le ventre fortement en devant ; il est pointu comme une poire , tombe sur les cuisses ; les hanches sont vuides et applaties : voilà les effets de la grossesse. On touche la femme pour s'assurer de son état ; on trouve l'orifice à sa partie postérieure ; on n'en sent que la moitié : chez les femmes qui portent leur ventre très-bas , on le rencontre comme répondant à la dernière vertèbre des lombes, de sorte que la matrice est totalement transversale. Les eaux se forment à la partie supérieure et postérieure du vagin ; elles sont d'un petit volume, applaties, et coulent furtivement ; elles sont étranglées ; les douleurs sont vives ; le travail est lent, et rien n'avance. D'après ceci, on connoîtra aisément l'obliquité de la matrice en devant.

Prognostic.

Il est fâcheux pour la mère et pour l'enfant. Si l'obliquité dure depuis long-temps, et qu'elle soit considérable, l'une et l'autre ont alors beaucoup à souffrir. L'enfant, dans ce cas, vient presque toujours la face la première, position fort disgracieuse. Si la matrice reste opiniâtrément oblique, jamais l'enfant ne viendra au monde. Elle se redresse quelquefois elle-même, parce que les muscles abdominaux, en soulevant la matrice dans leur contraction, font que l'orifice se dégage et revient en devant ; mais ceci n'arrive guère que dans les obliquités légères.

Pratique.

Le diagnostic bien établi, il faut commencer par mettre en usage les préceptes généraux : ainsi, on soutient les forces de la femme par quelques bouillons ou par un verre de vin, un œuf frais, un consommé ; on la place de façon qu'elle ait les fesses plus élevées que la poitrine, afin que la matrice puisse se porter plus facilement en arrière : de plus, le lit sur lequel vous placez la femme doit être haut, pour ne pas trop fatiguer l'accoucheur ; enfin on défend à la femme de ne pas trop faire valoir ses douleurs, jusqu'à ce que la matrice soit redressée, et que le travail aille en règle : on vuide la vessie, crainte qu'elle ne se déchire. Les règles générales observées, l'accoucheur introduit la main droite dans le vagin, à l'ordinaire, appuie deux, trois doigts sur l'orifice de la matrice, et les retire en devant, tandis que, de la main gauche, il repousse le ventre en haut et en arrière. On fait ce mouvement facilement pendant une douleur ; on le peut faire aussi dans les intervalles. Lorsque l'accoucheur est fatigué ou craint de l'être, il fait appliquer une serviette sur le ventre de la femme, et en fait tenir les extrémités par une ou deux personnes robustes, qui serreront à son gré : il n'a pour lors soin que de soutenir et de ramener l'orifice en devant, car il ne doit nullement l'abandonner ; la matrice se replaceroit bientôt dans sa mauvaise situation. Cette opération cause toujours de grandes douleurs à la femme, parce que tout le poids et l'effort se portent sur l'orifice, qui fait lui seul toute la sensibilité. Enfin, quand, avec le temps, l'orifice est ramené au milieu du petit bassin, et que le fond de la matrice est redressé, on examine l'état de la dilatation de cet orifice. Si elle est suffisante, c'est-à-dire, de la largeur d'un écu de 6 liv., on fait changer la femme de situation, sans quitter l'orifice ; on la met en position d'accoucher ; on ôte les oreillers qui lui levoient les fesses, et on lui recommande de faire valoir ses douleurs. Si les membranes tardent trop à se rompre, on les crève ; et lorsque la tête s'engage et se présente bien, on laisse venir l'enfant dans cette situation ; l'accouchement continue avec assez de facilité. Mais s'il y avoit long-temps que l'enfant fût dans cette situation, si même rien n'avançoit, malgré les douleurs, il faut, sans balancer, aller chercher les pieds, et amener l'enfant ; observant bien de travailler dans l'intervalle des douleurs, et de tirer ensuite dans les douleurs mêmes.

N°. III.

De l'obliquité postérieure.

L'obliquité de la matrice en arrière se rencontre fort rarement, à cause de l'éminence du sacrum et des dernières vertèbres lombaires ; quelque peu saillantes qu'elles soient, elles empêchent que la matrice se porte postérieurement.

Causes.

Ce sont toutes celles qui sont opposées à l'obliquité antérieure : par exemple, le relâchement des ligamens ronds antérieurs, la rétraction des postérieurs, l'attachement du placenta à la partie antérieure de la matrice, une tumeur vers la région de la vessie, la grande élasticité des tégumens, la saillie du sacrum et des vertèbres presque effacée : cette obliquité est plus commune chez les grandes que chez les petites femmes.

Diagnostic.

On connoît cette obliquité lorsque, dans les derniers mois de la grossesse, le ventre est plat, les hanches pleines ; et que la femme a été sujète aux vertiges, aux œdèmes, aux maux de tête, aux difficultés de respirer, et autres maladies qui reconnoissent pour cause une trop forte compression sur les vaisseaux sanguins. Si on touche la femme lors de l'accouchement, on trouve l'orifice en devant en haut, appuyé sur la crête du pubis, qui le coupe comme en deux ; de sorte qu'on n'en sent que la moitié. Les eaux se forment par une fente fort petite, étranglée ; elles sont applaties et furtives ; le travail est long, les douleurs vives, rien n'avance, le ventre ne fait pas de saillie.

Prognostic.

L'obliquité postérieure est plus fâcheuse que l'obliquité en devant, car la tête de l'enfant appuie fortement sur la crête du pubis, s'y engage de plus en plus ; il se fait à la tête une hoche, dans laquelle cette crête entre ; le cerveau se trouve singulièrement comprimé et lésé ; l'enfant peut même perdre la vie : ce qui arrive quand la crête du pubis, naturellement tranchante, s'engage dans les os tendres du crâne, de façon à ne pouvoir être dégagée. La femme, de son côté, souffre beaucoup de cette compression ; car la partie de la matrice qui se trouve entre la tête de l'enfant et le pubis est fortement meurtrie. Il peut naître inflammation, qui met les jours de la mère en danger; l'opérateur agit avec beaucoup de difficulté et de fatigue : en un mot, il est fort difficile de redresser la matrice quand elle est ainsi oblique.

|*Pratique.*

On observe toujours les préceptes généraux ; la position est à peu près la même pour la femme que dans l'obliquité antérieure : seulement on lui élève moins les fesses, et on a soin de la faire uriner , afin de ménager la vessie. Dans la postérieure, on a soin de vuider le rectum ; et si la femme n'a pas été depuis long-temps à la garde-robe, on donne un clystère : cela fait , le lit étant fort élevé, l'accoucheur, pour sa commodité , met un genou en terre entre les cuisses de la femme , porte la main droite à gauche, selon qu'il lui est plus aisé, le doigt contre la face interne du pubis, et il va chercher l'orifice interne de la matrice. Lorsqu'il y est parvenu, il le ramène en arrière, après l'avoir un peu repoussé en haut, pour le dégager de dessus le pubis ; et, pendant ce temps, il fait revenir le corps de la matrice en devant, ce que fait un aide intelligent, l'accoucheur ne le pouvant dans la situation où il est. Quand l'orifice est assez en arrière pour répondre au milieu du bassin, on relève un peu les épaules de la femme ; on perce les membranes, si elles tardent trop à s'ouvrir ; et si la femme a perdu une partie de ses forces, on va chercher les pieds de l'enfant, et on l'amène par cette partie : ce moyen est toujours le plus sage, car l'enfant souffre beaucoup.

N°. IV.

De l'obliquité latérale.

Cette obliquité peut être à droite ou à gauche ; elle est à droite, quand le fond de la matrice est à gauche ; et quand le fond est à droite, l'obliquité est à gauche.

Causes.

Ce sont la mauvaise position de la femme pendant sa grossesse, la situation du placenta, la rétraction des ligamens d'un côté, et le relâchement de leur antagoniste, une tumeur quelconque à l'ovaire.

Diagnostic.

On reconnoît l'obliquité latérale de la matrice,

lorsque, pendant la grossesse, la tumeur du ventre s'est portée toute d'un côté, et que les mouvemens de l'enfant s'y sont faits sentir. Dans le temps de l'accouchement, les douleurs sont vives, les eaux sont étranglées, elles se forment au côté opposé à la tumeur du ventre, elles sont applaties, coulent furtivement ; on trouve l'orifice sur l'un des deux bords latéraux du petit bassin.

Prognostic.

Cette obliquité n'a rien de bien fâcheux, si on est appelé à temps : au contraire, si la femme n'est pas secourue promptement, la tête de l'enfant peut s'arrêter sur le bord du petit bassin de l'un ou de l'autre côté, le meurtrir, à cause des fortes contractions de la matrice; les membranes de ce viscère peuvent être contuses, pincées, enflammées : quant à la curabilité, c'est la plus facile de toutes à réduire ; souvent la matrice se redresse d'elle-même; mais ce n'est pas une raison pour abandonner le travail à la nature seule, si l'obliquité est grande.

Pratique.

On observe d'abord les règles générales. La femme doit être au travers d'un lit élevé, sur le côté opposé à l'obliquité : l'accoucheur porte la main dans le vagin, la glisse du côté où est couchée la femme, le dos de la main contre la face interne du petit bassin. Si la matrice est oblique du côté droit, il se sert de la main gauche, *et vice versâ* : il faut ensuite porter deux ou trois doigts sur l'orifice de la matrice, la repousser du côté opposé, tandis qu'avec la main libre on affaise la tumeur du ventre, et qu'on la rejette de l'autre côté. Quand on est parvenu à redresser la matrice, on met la femme en position d'accoucher, c'est-à-dire, sur le dos, sans quitter l'orifice. Si la dilatation est assez grande, et si les membranes ne se crèvent pas, on les rompt, et on termine par la tête, si l'enfant se présente bien : mais voyez-vous la femme épuisée, et l'enfant dans une mauvaise position, présentant, par exemple, la partie latérale du cou, alors il faut amener les pieds.

SECTION III.

Des obstacles que les maladies de la mère apportent à l'accouchement.

La femme peut être attaquée de maladies qui rendent l'accouchement contre nature. Les obstacles formés par ces maladies sont même d'une très-dangereuse conséquence, non parce qu'ils forment obstacle à la sortie de l'enfant, mais parce que la plupart le font périr et exposent la mère à des dangers : telles sont spécialement, les pertes, les convulsions :

vulsions : il peut encore se faire que des hernies existent lors de l'accouchement ; il peut y avoir pierre dans la vessie ; enfin il peut y avoir descente de vagin , callosité , tumeur dans cette partie.

N°. Ier.

Des convulsions.

Les convulsions qui attaquent la femme lors de l'accouchement sont de plusieurs espèces , ou se manifestent en plusieurs endroits ; les plus communes sont celles qui se manifestent aux yeux, aux lèvres , à la langue et aux bras.

Causes.

- La cause prochaine est un flux irrégulier des esprits animaux , produit par la violente douleur et la mobilité des nerfs : c'est cette dernière cause qui fait que les femmes foibles et délicates sont plus sujètes aux convulsions que les autres. Ces douleurs dépendent quelquefois de la simple dilatation de l'orifice, qui se fait d'une manière très-sensible ; d'autrefois cette dilatation est gênée et même retardée par la plénitude excessive de la vessie : cette dernière a plus communément lieu qu'on ne pense ; enfin , la douleur peut dépendre de la formation trop prompte des eaux , et par conséquent de la dilatation trop brusque de l'orifice de la matrice.

Symptômes.

Ce sont des mouvemens irréguliers dans les muscles de la bouche et du nez, des yeux et de toute la tête; le regard est fixe et tonique; les bras sont quelquefois en mouvement, presque jamais les extrémités inférieures.

Diagnostic.

Il est fort aisé ; on voit bien si les muscles sont dans une contraction irrégulière, et s'ils impriment aux parties des mouvemens de même nature.

Prognostic.

C'est un des plus fâcheux accidens de l'accouchement : l'expérience prouve que lorsqu'ils durent, l'enfant meurt en très-peu de temps. Cette mort précipitée vient apparemment d'une crispation qui arrive dans les vaisseaux de communication de la matrice avec le placenta, qui intercepte toute circulation : telle est la cause, ce me semble, d'un phénomène que personne n'a encore entrepris d'expliquer; ce qui le prouve, c'est qu'avant l'accouchement, des secousses violentes ne tuent pas l'enfant : au lieu que si, dans l'espace d'un quart-d'heure, il prend à la femme cinq ou six convulsions, la mort de l'enfant est, pour ainsi dire, certaine. Plusieurs observations rapportées par Lamotte constatent ce fait :

il faut donc aller promptement en besogne ; mais avant de s'y mettre, il faut avertir les assistans du danger que courent la mère et l'enfant.

Pratique.

Dans un pareil cas , les Anciens faisoient saigner et donnoient les anti-spasmodiques; mais ces remèdes ne rappeloient pas à la vie , car les malades périssoient tous : il faut donc agir autrement. La première chose qu'il faut faire, est de tirer trois bonnes palettes de sang : quelquefois, après la saignée , les douleurs se ralentissent, les eaux se forment, et la convulsion cesse ; mais il ne faut pas pour cela quitter la femme : d'un moment à l'autre les convulsions peuvent se réveiller plus que jamais. Pour lors, il faut mettre en usage les anti-spasmodiques, comme l'eau de fleur d'orange, la teinture de castor; mais cet effet est d'un petit secours : il faut bien se donner de garde d'user de narcotiques, car, en éteignant les douleurs, ils feroient périr la mère et l'enfant. Si les convulsions durent après la saignée, ou si elles se réveillent après avoir cessé, il n'y a pas d'autre parti à prendre que d'accoucher la femme sur-le-champ : or , si les eaux ne sont pas écoulées, il faut rompre les membranes, repousser la tête, et chercher les pieds ; si les membranes sont ouvertes et que la tête se présente , il faut également la repousser, si on le peut, et amener l'enfant par les pieds. Lorsque la tête est tellement engagée, qu'on ne peut la repousser, et qu'on voit l'enfant tarder à venir, il faut se servir de forceps pour le tirer plus promptement, et se hâter le plus qu'il est possible, parce qu'il est à deux doigts de sa perte : l'accouchement fait, on donne beaucoup de tranquillité à la femme, et on la traite comme nous le dirons par la suite, si les convulsions persistent.

N°. II.

De la perte.

Les pertes dont les femmes sont attaquées pendant l'accouchement peuvent le rendre contre nature ; elles sont légères ou considérables : mais, de quelque espèce qu'elles soient, elles demandent beaucoup d'attention.

Causes.

La perte dépend du décollement du placenta, ou de la rupture du cordon ombilical, si elle est considérable ; mais si elle est légère, qu'il ne sorte que quelques gouttes de sang, elle paroît alors venir de quelques vaisseaux sanguins : or, le peu de longueur du cordon, et les contours qu'il peut faire autour du cou et du corps de l'enfant, donnent lieu à la rupture, mais bien plus communément au décollement du placenta : il est rare de voir rompre le cordon ombilical pendant l'accouchement.

Le décollement du placenta peut encore dépendre des mouvemens violens, des convulsions dont la mère et l'enfant se trouvent attaqués; enfin, le placenta peut se décoller, soit parce qu'il est placé sur l'orifice de la matrice, qui, en se dilatant, occasionne la rupture des vaisseaux de communication, soit parce qu'il se fait de violentes contractions dans le ventre de ce viscère, soit enfin parce que la femme sera entrée dans un trop grand mouvement de colère.

Symptômes.

Ils sont communs à la mère et à l'enfant. La mère, si la perte est grande, est bientôt prise de syncope, qui s'annonce par des vertiges, des bluettes, des tintemens d'oreille, des tiraillemens dans les hypocondres : elle ne peut plus accoucher, parce que les muscles du bas-ventre et de la matrice ne peuvent plus entrer en contraction, à cause de la grande perte de sang. Si elle n'est secourue promptement, les convulsions surviennent, elle meurt. L'enfant périt de même si le placenta est décollé en entier.

Diagnostic.

Rien n'est plus aisé à connoître que la perte de

sang; mais la cause est très-difficile à distinguer: cependant, si le sang coule goutte à goutte, on présume que le seul chorion est décollé en quelques endroits. Si la perte est considérable, et que les membranes soient entières, c'est le décollement du placenta qui le produit, car celle qui dépend de la rupture du cordon ne peut alors se manifester, puisque nous supposons les membranes entières : mais si, après leur rupture, on est inondé d'un sang pourpre, vif et artériel, la perte dépend de ce que le cordon ombilical s'est cassé. Il faut observer que la perte s'arrête quelquefois pour reparoître ensuite ; c'est pourquoi il faut toujours se tenir sur ses gardes en pareille circonstance : on doit même se défier davantage d'une perte qui cesse, que de celle qui continue, parce que l'ennemi peut se cacher pour un temps, et surprendre au dépourvu.

Prognostic.

Il y a peu d'accidens aussi fâcheux et aussi graves que celui-là ; il fait périr la mère et l'enfant : si le placenta est entièrement décollé, la mort de l'un et de l'autre est certaine ; s'il ne l'est qu'en partie, l'enfant peut vivre. La rupture du cordon fait toujours périr l'enfant.

Pratique.

Si la perte est petite et l'enfant bien placé, il

faut attendre; il viendra : on soutient la mère par de bons consommés, des œufs frais; on peut même saigner pour prévenir un accident plus fâcheux. La femme doit être couchée; toute autre position ne feroit qu'augmenter le mal. Lorsque la perte est considérable, et qu'elle vient du décollement du placenta, ou de la rupture du cordon, il faut se hâter de tirer l'enfant, parce que la matrice, délivrée du fardeau qui la gênoit, se resserre sur elle-même, et referme les vaisseaux trop ouverts. On travaille donc sur-le-champ sans aucun préparatif; on donne un bouillon à la mère; on porte la main avec facilité dans le vagin, parce que les parties sont relâchées par le sang qui coule en abondance; on perce les membranes, si elles ne le sont pas, après avoir examiné auparavant si le placenta n'est pas à l'orifice de la matrice : s'il n'y est pas, on ouvre avec force, et on cherche le lieu du décollement. Dans le cas où le placenta est décollé, on amène promptement l'enfant par les pieds. Quand le placenta n'est décollé que par une petite partie, on laisse l'enfant un moment tranquille et attaché au cordon, pour que la circulation puisse se rétablir, au moyen de la portion encore adhérente; puis on fait la ligature, et on délivre la mère. Si le placenta se présente à l'orifice et décollé, ou s'il est tombé dans le vagin, il faut le tirer sur-le-champ, ainsi que l'enfant, qui d'ordinaire est mort : alors on porte tous ses soins à la mère ; on lui donne des restaurans, on la place le plus avantageusement possible, et on la tient tranquille. Quand le placenta ne fait que se présenter à l'orifice, ou qu'il y est implanté, que convient-il de faire ? il faut le ranger dans la matrice, et aller chercher les pieds de l'enfant, et l'amener par là. Si le placenta est implanté sur l'orifice, on conseille de le percer, et de passer par l'ouverture pour saisir l'enfant : pour moi, je ne crois pas la chose sage. Aussitôt qu'il y a perte, le placenta est décollé dans quelques-unes de ses parties, et je suis d'avis qu'on le cherche et qu'on dégage par cet endroit, puis pénétrer dans la matrice. Quand une fois on y est, on perce les membranes, on saisit les pieds de l'enfant, et on l'amène ; ensuite on délivre la femme par la manœuvre que nous avons indiquée en parlant de cet accouchement.

N°. I I I.

Des hernies.

Nous passons sous silence la nature de ces tumeurs, leurs causes, leur diagnostic, pour venir au *prognostic*.

Les hernies ventrales et les exomphales ne nuisent pas à l'accouchement, les inguinales y apportent quelques obstacles. Si ces tumeurs ne sont pas étranglées, elles ne sont pas dangereuses ; mais elles peuvent s'étrangler pendant l'accouchement, parce que la contraction vive des muscles qui se fait alors resserre toutes les ouvertures par lesquelles se sont faites les hernies. Ainsi, il est rare, quand une femme a porté une hernie pendant sa grossesse, de la réduire avant l'accouchement, et de la maintenir dans cet état, afin de prévenir les accidens qui peuvent arriver : si la hernie est déja étranglée lors de l'accouchement, ou seulement adhérente, le danger est grand.

Pratique.

Quand on veut réduire une hernie avant l'accouchement, on doit faire coucher la femme. Si la hernie est étranglée, il ne faut pas l'abandonner aux soins de la nature, la partie étranglée peut tomber en mortification ; le meilleur et le plus sûr moyen est d'accoucher la femme sur-le-champ, et de terminer le plus vîte qu'il se pourra : un quart-d'heure est alors de la plus grande conséquence. Pour cet effet, on met la femme en travail, on la couche en travers sur un lit, on dilate l'orifice avec le doigt huilé, et on la frotte de beurre ou d'axonge jusqu'à ce qu'il soit assez dilaté ; on perce les membranes, on entre dans la matrice, on cherche les pieds, et on amène l'enfant ; on laisse ensuite reposer un moment la femme, après quoi on fait la réduction de la hernie.

N°. I V.

De la descente du vagin.

La descente du vagin, ou son extrême relâchement, peut rendre l'accouchement contre nature ; car la matrice, pressée par la force des muscles abdominaux, le suit ; il faut donc la mettre en place : or la manœuvre qu'on met en usage est plus pénible que difficile ; elle consiste à soutenir et à repousser l'orifice de la matrice jusqu'à ce qu'il soit dilaté. Alors, pour abréger le travail, qui seroit extrêmement long, on perce les membranes, on porte les mains dans la matrice, et on cherche les pieds pour amener l'enfant. Pour cela, la femme doit être couchée sur le dos, les fesses plus élevées que les épaules et la poitrine.

N°. V.

Des carnosités, des brides du vagin.

L'orifice de la matrice peut devenir calleux, dur, comme toute autre partie, et avoir ulcères carcinomateux. Ces derniers peuvent avoir pris naissance dans l'intérieur de ce viscère. Il est rare, à la vérité, que les femmes qui sont dans ce cas conçoivent ; cependant on en a vu devenir mères. Cette callosité peut encore dépendre d'anciennes cicatrices mal faites, et survenues à la suite des déchirures de l'orifice dans les accouchemens précédens ; enfin ce peut être le reste de quelques accidens vénériens. Ce que nous venons de dire doit s'appliquer aux brides qui se rencontrent dans les différentes parties du vagin, et qui sont presque toujours la suite du libertinage des femmes.

Diagnostic.

Comment connoître ces sortes de vices. Quant aux brides du vagin, il est fort aisé de les reconnoître au toucher : pour ce qui est de la callosité de l'orifice, il est plus difficile de s'en assurer ; cependant, il y a plus de trois ou quatre heures que la femme est en travail ; rien n'avance : on touche ; on trouve l'orifice presque fermé, dur, élevé, saillant, arrondi, au lieu d'être mol et aminci ; les eaux ne se forment pas, et la mère ne sent aucune douleur, quoiqu'on fasse effort pour dilater l'orifice : dans ce cas, on ne peut que reconnoître la callosité, la squirosité de cet orifice.

Il peut encore arriver que l'orifice de la matrice oppose une résistance à la dilatation, parce que la personne est trop vieille ou trop jeune. Guillaumot rapporte une observation de ce cas ; mais alors il n'y a pas un véritable obstacle ; il suffit d'oindre les parties et d'attendre un peu de temps.

Prognostic.

La callosité de l'orifice est un fâcheux accident, il rend l'accouchement contre nature ; on est obligé de taillader, de fendre cet orifice en plusieurs endroits, comme l'a fait une fois le docteur *Saimsort*. M. Levret a publié une pareille observation. Dans les deux cas, les femmes sont mortes, non pas tant de l'opération, comme le remarque Saimsort, que du mauvais état où se trouve alors la matrice : on a néanmoins l'avantage de sauver la vie à l'enfant. Les brides du vagin ne sont pas, à beaucoup près, si fâcheuses : la mère et l'enfant ne courent aucun risque de perdre la vie.

Pratique.

Commençons par les cas de brides comme les plus simples. Il ne faut rien hâter, retarder même le travail, en recommandant à la femme de ne pas faire valoir ses douleurs : la nature peut par ce moyen, en repoussant doucement la tête, dilater suffisamment, et peu à peu le vagin affaisser les brides ou du moins les rompre, et achever heureusement l'ouvrage. Ambroise Paré nous a donné quelques observations dans son livre ; mais si la nature ne se suffit pas à elle-même, qu'il y ait péril pour la mère et pour l'enfant, il faut faire des embrocations avec le beurre et l'huile, donner un lavement, oindre toutes les parties, dilater à droite et à gauche. Si ces moyens ne suffisent pas, on fait de légères incisions en travers sur les brides ; la tête de l'enfant achèvera la séparation : si on coupoit trop avant, la tête de l'enfant, continuant à déchirer, pourroit très - bien ouvrir le vagin de part en part jusque dans le ventre ; on procède ensuite comme il convient.

Pour ce qui est de la callosité de l'orifice, en vain on huileroit la partie, on ne parviendroit jamais à la relâcher ; il faut donc porter un bistouri avec précaution sur l'index de la main gauche, et inciser sur le bourlet devenu presque cartilagineux : on ne doit rien craindre du col de la matrice ; car la callosité étant portée au dernier degré de squirre, est privée de sentiment : en effet, la femme n'éprouve aucune douleur tant qu'on coupe sur la callosité ; on fait deux, trois ou quatre incisions, enfin tout ce qui est nécessaire pour que l'enfant vienne. L'accouchement fini, on emploie tous les moyens connus pour calmer l'inflammation ; mais communément ils ne servent à rien, la femme meurt dans la huitaine de la couche : on a soin de prévenir les parens.

N°. V I.

Des tumeurs du vagin.

Les tumeurs qui se rencontrent dans le vagin, lors de l'accouchement, y forment obstacle et le rendent même contre nature, si elles sont considérables. Ces tumeurs sont de trois espèces, à raison de leur nature : 1°. ce peut être des exostoses qui auroient pris naissance vers les tubérosités de l'ischion ; elles peuvent être assez grosses pour fermer presque entièrement le détroit inférieur. Ces tumeurs, comme il est aisé de le voir, n'ont pas leur siége dans le vagin même, mais hors de ce canal, qu'elles repoussent, et à qui elles font faire des saillies au-dedans. 2°. La tumeur peut être un vrai squirre qui a pris naissance dans le vagin ; pour lors elle est dure et rénitente ; 3°. enfin ce peut être une tumeur flasque et molle, pleine d'une humeur quelconque. Ces trois espèces de tumeurs sont petites ou considérables par leur volume ; elles ont leur siége vers la partie supérieure du vagin, autour de l'orifice même de la matrice, ou bien à son entrée vers la vulve.

Diagnostic.

Les tumeurs dures ou molles qui se trouvent à l'entrée ou au milieu du vagin se connoissent et s'apperçoivent facilement : les dures, qui ont leur siége vers l'orifice de la matrice, en imposent quelquefois aux jeunes accoucheurs sans expérience ; ils les prennent pour la tête de l'enfant, si elles sont considérables ; mais un examen bien attentif les instruit bientôt de leur erreur.

Prognostic.

Il devient très-facheux, si la tumeur est d'un volume un peu fort ; car il en est qui rendent l'accouchement absolument contre nature, et même impossible. Telles sont les exostoses, portées à un certain degré, les tumeurs molles, et sur-tout les petites, qui gênent l'accouchement, mais sans l'empêcher ; tel est aussi quelquefois le squirre.

Pratique.

Dans le cas d'exostoses considérables, l'enfant ne viendra jamais par les voies naturelles : il faut mettre en usage l'opération césarienne. Dans celui d'une tumeur fort grosse, placée vers l'orifice de la matrice, il est encore clair que l'accouchement ne se fera pas, parce que dans ce lieu on ne peut pas extirper la tumeur ; il faut donc avoir recours à l'opération césarienne : mais si cette tumeur est molle, il faut l'ouvrir, en l'incisant sur la longueur ; alors l'humeur s'écoule, et la tumeur disparoît. Si elle étoit portée sur un pédicule, on pourroit l'arracher, comme je l'ai fait en pareil cas. En portant la main dans le vagin pour examiner une tumeur molle, je la trouvai attachée par un pédicule ; je coupai avec l'ongle le pédicule, et avec l'index, plié en crochet, j'emportai la tumeur avec force. Dans le cas où la tumeur, soit dure, soit molle, auroit son siége dans le milieu du vagin, il faut attendre quelque temps, afin que la tête de l'enfant, commençant à descendre dans le vagin, la pousse en avant et presque en dehors de ce canal : pour lors on fait l'opération plus facilement. Si donc la tumeur molle ou dure est sans pédicule, que faut-il faire ? on l'ouvre en long, quand elle est molle : si elle est dure et trop volumineuse, on ne sauroit l'extirper ; il faut avoir recours à l'opération césarienne. Enfin la tumeur se trouve à l'entrée du vagin ; il faut, dans ce cas, l'emporter ou l'ouvrir de la même façon.

N°. VII.

De la pierre dans la vessie.

Cette pierre est petite ou considérable. Si elle est petite, on peut l'abandonner à la nature, sur-tout quand la femme est forte et robuste. Quand on l'a reconnue avant la grossesse, il faut, quelque temps avant l'accouchement, dilater le canal de l'urèthre, et l'attirer par cette voie, à supposer qu'elle soit petite. Quand, au contraire, elle est d'un volume considérable, on ne peut ni ne doit agir de même. Si on laissoit agir la nature, la vessie se trouveroit comprimée entre la tête et la pierre, et l'accouchement ne pourroit pas s'achever. Quand donc, pendant le travail, on reconnoît qu'il y a une pierre,

il

il faut la ranger d'un côté de la vessie, au-dessus du petit bassin : on l'y arrête avec la main, qu'on porte dans le vagin, et on l'y maintient en situation jusqu'à ce que la tête de l'enfant se soit engagée dans le détroit. Pour en hâter l'engagement, on perce les membranes de bonne heure, et une fois la tête descendue dans le petit bassin, la pierre ne peut plus y rentrer ; l'accouchement s'achève avec facilité. Lorsque la femme aura passé le temps de ses couches, on lui fera l'opération de la lithotomie, si elle veut la souffrir, ou bien on tâchera de fondre le calcul par les remèdes convenables.

N°. V I I I.

Des vices de conformation qui forcent à l'opération césarienne.

Après avoir traité de la mauvaise situation de la matrice et des maladies qui s'opposent à l'accouchement, il nous reste, pour achever les obstacles que nous présente la mère, à exposer les vices de conformation, soit des parties molles, soit des parties dures, qui rendent l'accouchement impossible par les voies naturelles, et qui exigent l'opération césarienne.

N°. I X.

Description des vices qui exigent l'opération césarienne.

L'opération césarienne est cette opération dans laquelle l'enfant est tiré du sein de sa mère par une ouverture qu'on fait à côté du ventre sur les tégumens, les muscles abdominaux et la matrice ; on lui a donné le nom de *césarienne*, parce que César, dit-on, fut mis au monde de cette manière.

Les anciens auteurs ont mal décrit cette opération. Celse est le premier qui en ait donné une idée claire et nette ; mais il laisse encore bien des choses à desirer. Aretée de Cappadoce et les Arabes en parlent ; ce qui fait croire qu'on la pratiquoit de leur temps : mais depuis elle a été totalement oubliée ; tous ces gens, d'après le prince de la médecine, ont cru que les plaies de la matrice étoient mortelles. Hipocrate l'a dit ; on s'est laissé convaincre sans consulter l'expérience, et on s'en est tenu là. Depuis plusieurs lustres, on a rassemblé quantité de faits qui prouvent qu'on peut faire avec assurance cette opération, et en espérer un heureux succès. On a vu des femmes la supporter jusqu'à trois fois ; on l'a vue pratiquée par des mains grossières et inhabiles, et cependant réussir : que ne doit-on pas attendre, si cette opération est faite avec les précautions ordinaires, et par des mains exercées ! Enfin il est constant que l'opération de la taille enlève plus d'hommes, qu'il ne périt de femmes des suites de l'opération césarienne. En effet, on peut mettre en fait, d'après les observations qu'on a recueillies, que, sur trente femmes qui subissent l'opération, il en périt une, deux ou trois tout au plus : il ne faut donc pas hésiter d'y avoir recours lorsque l'accouchement ne peut décidément pas se faire par les voies naturelles. On retarde, on compte trop sur les forces de la nature, on perd un temps précieux, et c'est à ce retard qu'on doit le mauvais succès qui suit cette opération : car la femme épuisée ne peut plus la supporter. Quels sont les cas dans lesquels on peut la pratiquer ? c'est toutes les fois qu'il est démontré que l'enfant ne peut absolument venir par les voies naturelles. Détaillons ces cas.

1°. Lorsque les vices de conformation du bassin sont tels qu'on ne peut seulement pas introduire le doigt dans la cavité du petit bassin, comme quand le pubis est extrêmement rapproché du sacrum, que lui-même est fort applati ; quand les tubérosités des os ischions sont tellement rapprochées, que l'ouverture inférieure du petit bassin est presque fermée.

Nous connoissons les autres vices de conformation ; ainsi nous nous épargnerons la peine de les détailler. Observons cependant que si l'enfant est mort, il vaut mieux ouvrir la tête, et la tirer par morceaux, que de mettre en usage l'opération césarienne, qui a pour objet de conserver la vie à l'enfant. Le dépécement du fœtus ne peut faire périr la mère : au contraire, il lui sauve la vie, puisque, par ce moyen, on la décharge d'un fardeau devenu inutile : mais si l'enfant est vivant, il faut faire l'opération.

2°. Quand l'enfant est hors de la matrice, soit qu'il ait été conçu dans toute autre partie, comme dans les trompes de Fallope, les ovaires, ce qui n'est pas rare, soit qu'après avoir vécu neuf mois dans la matrice, il ait, par les agitations, les mouvemens qu'il s'est donnés, crevé le viscère au moment de l'accouchement, et qu'il soit tombé dans la cavité du bas-ventre. Cependant, si la déchirure n'est pas considérable, et que l'enfant ait seulement passé un pied ou la tête par l'ouverture, et que le corps soit encore dans la matrice, on peut l'avoir par les voies naturelles : mais si tout son corps est dans le ventre, il faut en venir à l'opération césarienne. Il en est de même, lorsque l'enfant ayant été conçu dans la cavité du ventre, il y a pris accroissement. On a vu des placenta attachés au sacrum, aux intestins, aux vertèbres des lombes, et l'enfant tenir à ces parties : l'opération, dans ce cas, est d'une absolue nécessité pour sauver la mère et l'enfant.

3°. Quand la matrice fait hernie par l'ouverture des anneaux des muscles du bas-ventre : c'est ce qui arriva à la femme d'un tonnelier. *Hildanus* rapporte ce fait : *Ruysch* et *Senner* en donnent aussi plusieurs exemples. La femme citée par *Hildanus* aidoit son mari à plier une branche d'arbre pour faire un cercle ; cette branche lui échappa, et la frappa rudement sur l'aine gauche : or cette femme étoit nouvellement grosse ; la matrice contenant le fœtus forma hernie en cet endroit ; l'enfant ne laissa pas que de croître et de venir à terme hors la cavité du ventre, et au bout de neuf mois on le tira vivant par l'opération césarienne.

4°. Lorsque deux enfans sont réunis, soit par la tête, la poitrine, le ventre, ou quelque autre partie, et que leur volume est tel, qu'ils ne peuvent absolument passer par les parties naturelles. On a quelques exemples d'accouchemens semblables, faits par la voie ordinaire ; mais ces cas sont si rares, qu'ils ne doivent pas faire régle.

5°. Quand il existe à la partie supérieure du vagin et à l'orifice des tumeurs, des brides et des callosités si considérables par leur étendue, que l'accouchement est alors impossible : alors on conseille l'incision des callosités, et l'extirpation des tumeurs ; mais ces opérations sont souvent impossibles : d'ailleurs , quand il y auroit de la possibilité à les faire , l'expérience nous a appris que les femmes ne peuvent les supporter , et qu'on ne sauve tout au plus que l'enfant. L'opération césarienne me paroît donc plus sûre : elle laisse moins d'inconvéniens après elle.

6°. Quand une femme , après sa grossesse , a été attaquée d'une oblitération presque totale du vagin : ces cas , par bonheur , sont extrêmement rares.

7°. Enfin , quand la mère venant d'expirer , on peut encore espérer de sauver la vie à l'enfant ; cependant , le plus ordinairement il meurt.

Diagnostics des cas précédens.

1°. Celui des vices de conformation du bassin est aisé à établir d'après l'examen qu'on fait des parties dures de la femme : on s'informe si elle a été nouée avant l'âge de deux ans ; on la visite , comme nous l'avons dit ailleurs , pour s'assurer du fait.

2°. Le diagnostic du second cas est beaucoup plus difficile ; mais j'ai , le premier , donné les signes de cet état , et ses signes et ses effets sont assez sensibles pour l'établir d'une manière satisfaisante. On soupçonne que l'enfant a été conçu hors de la cavité de la matrice , 1°. si , dans le temps de la grossesse , les règles continuent à couler comme à l'ordinaire, cependant avec un peu de diminution dans leur quantité ; 2°. si les mamelles ne se gonflent pas ; 3°. lorsque la tumeur du ventre est d'un seul côté ; 4°. lorsque les mouvemens de l'enfant se font sentir à ce seul côté ; 5°. si la femme a eu des varices, des œdèmes, des crampes d'un côté seulement. A ces signes rationnels, on joint les signes sensibles, c'est-à-dire ceux du toucher : alors on trouve l'orifice de la matrice épais, élevé, saillant, dur et sans aucun changement ; on le sent fuir entre le canal et les os du bassin, sans répondre à l'orifice. Ces signes, ajoutés aux rationnels, sont de fortes présomptions pour faire croire que l'enfant est hors de la cavité de la matrice. Pendant le travail de l'enfantement, les douleurs sont bien différentes. Les femmes ont de simples tranchées, qui ne vont pas à dilater l'orifice de la matrice ; elles prennent aux reins, mais vont se perdre aux parties génitales et au fondement : cependant, la femme a été reconnue très-manifestement grosse par les gens de l'art ; on touche l'orifice pendant la douleur, et on le trouve tel que nous venons de le dire. Quand la douleur est passée, on irrite l'orifice en le frottant un peu pour en faire naître une nouvelle, mais en vain ; cet orifice n'est ni aminci, ni ouvert, ni rempli de glaires. On demande si la femme a eu des grossesses précédentes : on affirme que la femme a fait un ou plusieurs accouchemens heureux, et que depuis la grossesse présente elle n'a été attaquée ni d'inflammation ni de suppuration dans les parties génitales. On ne sauroit imaginer que le col de la matrice fût oblitéré ; d'ailleurs, il a sa forme naturelle. D'après l'assemblage de ces signes, on peut assurer que l'enfant a été conçu hors de la matrice, et qu'il est actuellement hors de ce viscère, ou dans les trompes de Fallope, ou attaché à l'ovaire, ou dans la cavité du ventre, car on ne peut pas distinguer précisément le lieu où il se trouve. Ces signes sont certains ; ils sont tirés d'observations répétées et lumineuses : la connoissance de ce qui se passe dans l'accouchement en fait assez sentir la réalité.

3°. Le diagnostic de la hernie de la matrice contenant un enfant est trop évident pour le détailler, il ne faut que des yeux : d'ailleurs, la connoissance des accidens qui y donnent lieu, jette encore beaucoup de jour.

4°. Celui de la réunion de deux ou trois enfans ne peut guère s'établir que par l'énorme tumeur du ventre pendant la grossesse, et par le toucher lors de l'accouchement.

5°. Quant aux brides, callosités, tumeurs tant osseuses que charnues ou humorales ; on les connoît par le toucher et l'examen des parties : nous avons déja parlé de ceci plus haut.

6°. Il ne faut que la simple inspection pour connoître l'oblitération du vagin : ce cas, d'ailleurs, est rare ; il en est de même de la mort de la mère. Il est inutile, quand la tête est enclavée, de tenter l'opération césarienne, puisqu'il seroit également difficile de tirer la tête, soit par le haut, soit par le bas.

Prognostic.

L'opération césarienne est fâcheuse, il faut en convenir ; mais elle est bien moins dangereuse qu'on ne pense : elle ne le devient souvent que parce qu'elle est mal faite, ou pratiquée trop tard, quand la femme est épuisée, et qu'elle ne peut plus la supporter : il faudroit, quand on en a reconnu la nécessité, la faire sur-le-champ. Si l'enfant, après avoir crevé la matrice, ne donne aucun signe de vie quand il est dans le ventre, et s'il ne paroît nullement incommoder la femme, il est assez inutile de faire l'opération, car il est d'expérience que six semaines après il se fait autour du nombril ou vers l'aine un abcès, qui, ouvrant les tégumens, donne issue à l'enfant, qui sort par morceaux, comme le rapportent MM. *Litte* et *Brisseau* ; mais si après être tombé dans le ventre, il paroît vivant, il faut dans le moment faire l'opération césarienne. Il est même plus sage de la pratiquer aussi dans le cas que nous venons de supposer, que d'attendre la formation d'un abcès, qui souvent fera périr la femme.

N°. I.

Manière de faire l'opération césarienne.

Nous avons deux cas à examiner : ou la femme vient d'expirer, ou elle est encore vivante : dans ce dernier cas, il y a beaucoup plus de précautions à prendre puisqu'il faut sauver les jours de la mère et de l'enfant. Dans ces deux cas, l'enfant se trouve renfermé ou dans la matrice ou hors de la cavité de ce viscère, soit dans la trompe de Fallope, soit dans le ventre même.

Premier cas.

Une femme est attaquée d'une maladie mortelle ; il est décidé qu'elle périra dans peu : l'opérateur ne doit pas la quitter, afin de saisir le moment où elle vient d'expirer, pour opérer ; car plus le fœtus restera dans la matrice après la mort, plus il sera exposé à perdre la vie, parce que la circulation cessant, le sang manquera dans les petits vaisseaux qui s'abouchent de la matrice au placenta ; l'enfant n'en recevra plus ; bientôt la circulation cessera chez lui, et il périra. Si une femme meurt avant que le fœtus ait atteint l'âge de six mois, il faut faire l'opération, quoiqu'à cet âge il soit impossible qu'il vive.

Les instrumens nécessaires pour faire cette opération sur un cadavre, sont un rasoir, des ciseaux longs, une sonde crenelée et des aiguilles courbes : la femme est couchée sur le dos, le ventre nud, et on opère du côté le plus commode. Ce seroit autre chose sur une femme vivante. On fait la première incision avec le rasoir, depuis la charpente osseuse de la poitrine jusqu'à l'un des os des îles, un peu circulairement ; la peau, la graisse, les muscles du bas-ventre doivent être coupés par cette première incision ; on ouvrira ensuite le péritoine avec des ciseaux boutonnés, et la matrice ; il faut alors y aller doucement, crainte de blesser l'enfant. On fait d'abord une petite incision à la partie latérale antérieure à la matrice, pour pouvoir introduire une sonde crenelée, sur laquelle le bistouri ou des ciseaux s'appuient pour inciser la matrice depuis son fond jusqu'à son col, après quoi on perce les membranes ; les eaux sortent, et l'enfant paroît : on touche alors le cordon ombilical pour s'assurer de sa vie ou de sa mort. Si l'enfant étoit au terme de neuf mois, il seroit inutile de prendre toutes ces précautions, il auroit assez de force pour recevoir le baptême hors de la matrice, et même pour vivre, à moins qu'il n'eût extrêmement souffert. Dans ce cas, le parti le plus sage est de l'ondoyer dans la matrice, crainte que l'air extérieur, venant à le frapper, ne le tue.

Lorsque l'enfant est mort, ou qu'il meurt après avoir été ondoyé, on le remet dans le ventre de la mère, on fait la suture de *Celse*, qui convient mieux pour les cadavres.

Deuxième cas.

L'opération qu'on fait sur une femme vivante demande beaucoup plus de précautions : sur-tout, il ne faut pas attendre trop tard ; plus on attendra, plus la femme s'affoiblira, et moins elle pourra supporter l'opération. Si l'enfant est dans la matrice, et qu'on tarde trop à opérer, la contraction de ce viscère, jointe aux mouvemens irréguliers de l'enfant, pourroit occasionner des déchirures à la matrice beaucoup plus considérables que l'incision qu'on feroit : d'ailleurs, l'enfant, pressé et comprimé par les contractions, peut perdre la vie, parce qu'il sera mal situé, et que la circulation pourra être interceptée ; enfin, les contractions peuvent décoller le placenta : alors il arrivera une hémorrhagie, qui causera la mort à l'enfant et à la mère.

Il est donc important, quand on a reconnu l'absolue nécessité de faire l'opération, de la pratiquer de bonne heure. Lorsqu'on s'y est déterminé, il est bon de faire auparavant une petite saignée, si la femme est encore forte, pour prévenir le dégorgement trop grand du sang, qui suivroit l'opération, et une trop vive inflammation. On donne ensuite un léger cordial, comme un verre de vin avec un peu de cannelle et de sucre, ou un bouillon de viande : on console la malade, et on l'exhorte pour l'opération, en lui faisant entendre qu'elle est moins dangereuse qu'elle se l'imagine ; on lui insinue que la religion l'engage à souffrir tant pour elle que pour son enfant, ou tout au moins pour faire recevoir à l'enfant le baptême ; en un mot, on met tout en usage pour la conforter et pour lui faire souffrir l'opération. Tout ce sermon se fait en préparant l'appareil, qui consiste, pour ce qui concerne les instrumens, en un rasoir, un lithotome à la *Cheselden*, des ciseaux boutonnés, une sonde, des aiguilles courbes, tranchantes des deux côtés ; il en faut six, ajustées deux à deux à un même fil ciré, d'un pied de longueur, composé de quatre autres fils : il faut avoir, en outre, une éponge ou beaucoup de charpie pour pomper le sang qui inonde de toutes parts pendant l'opération, des compresses mollettes, et un grand nombre de petites chevilles ou rouleaux de toile cirée, ou de plumes d'oie, longues d'un demi-pied, pour soutenir les fils de la suture ; on doit encore se munir de quelques baumes, comme celui du Commandeur ou d'Arceus, de Copahu, dont on soit sûr, ou de quelques huiles, comme de camomille, de rosat, etc., des plumasseaux, qu'on couvre de quelques-uns de ces baumes ; quelques liqueurs détersives , comme la teinture de safran ou de fleurs de camomille ; enfin , il faut se pourvoir de compresses longues et carrées , d'une serviette ployée en trois , suivant sa longueur , d'un scapulaire, et d'eau propre , pour nettoyer l'enfant, en cas de besoin.

Toutes ces choses préparées , on place la femme sur le bord de son lit, de façon que le côté à percer se présente à l'opérateur : il ne faut pas que la femme soit tout-à-fait sur le côté , mais que son dos forme un plan incliné à celui du lit : pour cet effet, on met des oreillers sous le dos , et on lui jette un linge sur le visage pour lui ôter l'horreur de l'appareil qu'on prépare. Il faut avoir trois aides-chirurgiens entendus, un pour tenir l'appareil sous la main de l'opérateur ; le deuxième , pour assujettir les épaules fortement et les extrémités inférieures ; enfin le troisième, pour secourir l'opérateur et l'aider dans sa manœuvre, s'il en est besoin, et pour avoir soin de l'enfant quand il sera hors de la matrice. Il ne faut pas lier la femme ; cela ne sert qu'à rendre l'opération plus cruelle.

Quant au lieu de l'opération , il y a celui de l'élection et celui de nécessité. Le premier est du côté gauche , parce qu'on évite la faulx du péritoine et la veine ombilicale ; le deuxième est celui où on se trouve forcé par quelques raisons : par exemple, si l'opération avoit été déja pratiquée d'un côté ; ou bien, si l'enfant se trouvoit placé dans l'une des trompes, on seroit forcé d'inciser de ce même côté. L'opérateur fait la première incision, légèrement courbe, de sept pouces de longueur sur les tégumens, en portant l'instrument de haut en bas, depuis le bord inférieur des côtés jusqu'à la crête de l'os des îles ; il la fait avec le lithotome de *Cheselden*. Par cette première section, il coupe les tégumens, les graisses et les muscles abdominaux, sans intéresser le péritoine ; il fait ensuite une petite ouverture à cette membrane, à la partie supérieure de la première incision : dans cette ouverture, il introduit la sonde aîlée, sur la crenelure de laquelle il conduit la lame d'un bistouri boutonné, et incise le péritoine de haut en bas, dans toute la longueur de la plaie faite aux tégumens. Cette incision faite, la matrice paroît et les intestins sortent ; l'opérateur les range de côté avec sa main huilée ou couverte d'un linge imbibé d'esprit-de-vin camphré, et étanche le sang.

L'opérateur incise ensuite la matrice, qu'il fait repousser de son côté, par le troisième aide-chirurgien, lequel appuie les deux mains sur le côté opposé. Dans cette situation, l'opérateur incise la matrice à la partie antérieure et latérale, par une première incision, qui doit être légèrement courbe, et peu profonde ; il découvre seulement les membranes, à la partie supérieure ; il glisse son doigt

dans cette ouverture, entre la matrice et les membranes, les dégage, et introduit une sonde cre-
nélée, à la faveur de laquelle il porte le bistouri
français, et achève la section de la matrice, qui
doit être de quatre à cinq pouces, et perce ensuite
les membranes avec beaucoup de précaution,
crainte de blesser l'enfant, et il le tire ensuite de
la matrice, avec le placenta ; il le remet entre les
mains d'un aide, pour l'accommoder comme il faut,
tandis qu'il reste et continue la besogne.

L'opération faite, il faut empêcher que les
boyaux ne sortent par la plaie : pour cet effet, on
doit rapprocher les bords, le plus qu'il est possible,
et les contenir. Or, si l'enfant étant dans le ventre,
on n'a pas été obligé d'ouvrir la matrice, il faut
laisser une issue, pour l'écoulement des vuidanges,
qui, sans cette précaution, produiroient des inflammations, des suppurations qui emporteroient bientôt
la malade ; il faut en faire autant si l'enfant étoit
dans une des trompes de Falloppe ; enfin on fait
en sorte de prévenir la hernie : la gastroraphie est
le meilleur moyen pour remplir cette indication ;
on fait cette suture à l'ordinaire. La femme est
couchée sur le dos, un peu inclinée du côté de
l'incision, les cuisses légèrement ployées sur le ventre, les épaules et la tête un peu élevées, afin que
les muscles du bas-ventre soient dans le relâchement ; elle doit être dans cette situation devant et

après

après la gastroraphie ; on emploie communément trois points de suture, on serre entièrement les fils à la partie supérieure ; mais on les tient lâches à l'inférieure, puisqu'il faut ménager une issue aux vuidanges, et le kiste où étoit l'enfant doit se dégorger comme le feroit la matrice. Pour cet effet, on met à la partie inférieure de la plaie une tente mollette, de la charpie chargée de quelques digestifs, ou d'un peu de baume d'Arceus, et on assujettit, au moyen d'un fil, afin qu'elle ne tombe pas dans le ventre, et qu'on puisse la tirer lors du pansement : quand toutes les matières sont bien dégorgées, on ôte la tente, et on laisse réunir la partie. La gastroraphie faite, on applique un bandage unissant, pour soutenir une partie de l'effort des muscles du bas-ventre, et empêcher qu'il ne porte tout entier sur les points de sutures, qui pourroient manquer, et qui mettroient dans le cas de recommencer une opération très-douloureuse : mais, avant d'appliquer le bandage, il faut panser la plaie.

Le premier pansement consiste à faire des embrocations sur tout le ventre, et sur le lieu de la suture, avec les huiles de vers, de petits chiens, de camomille ; on fait ensuite couler quelques gouttes de baume du Pérou ou du Commandeur dans la partie supérieure de la plaie ; on y applique des plumasseaux couverts des mêmes baumes ;

on se contente d'appliquer à la partie inférieure
un simple digestif sur les deux côtés de la suture;
on place deux petites compresses longuettes, trempées dans du vin chaud, par-dessus le tout une
grande compresse quarrée imbibée de la même liqueur; enfin, on entoure le corps d'une serviette
ployée en deux ; par-dessus, on applique le bandage unissant, et on soutient le tout, au moyen
d'un scapulaire ; on panse ensuite la femme de
douze en douze heures : pendant tout le temps de la
cure, on fait coucher la malade un quart d'heure sur
la plaie avant chaque pansement , pour faire tomber
les matières qui doivent se dégorger ; on lève l'appareil, on ôte la tente , et on presse légèrement
sur le ventre , pour faire sortir plus aisément les
humeurs épanchées dans la cavité. On fait faire de
légers efforts à la femme dans la même vue : la plaie
bien dégorgée , on change de tente, de plumasseaux,
de compresses , on renouvelle les embrocations,
comme ci-devant, et on applique sur toute la
surface du ventre un morceau de flanelle où de
draps trempé dans les huiles susdites. Le pansement est absolument le même par la suite. Pour
achever le dégorgement on diminue le volume de
la tente , et on serre les points inférieurs de la suture ; si les intestins se présentent à l'ouverture,
on les repousse doucement avec une sonde bou-
tonnée. Le régime que doit tenir la femme pen-

dant tout le traitement, est celui-ci : la diète doit être fort exacte ; les bouillons ne conviennent pas, à moins que ce ne soit celui de veau, de poulet ; on nourrit la malade avec de l'eau d'orge, de riz ; on lui donne pour boisson une décoction de chiendent, sur laquelle on fait infuser une petite quantité de safran ou de fleurs de camomrille, pour la rendre légèrement résolutive ; on donne deux lavemens par jour : rien n'est si efficace pour détendre, relâcher ces parties et calmer l'inflammation ; on prescrit à la femme de les rendre, couchée dans son lit et sur un bassin, crainte de se trop agiter, à cause des points de suture qui prêteroient et qu'on ne doit pas perdre de vue : il est même bon de soulever la malade pour lui passer le bassin. Si tout va bien, que la malade soit tranquille et veuille dormir, on peut s'abstenir de la saignée, mais elle est nécessaire, quand la malade est agitée, qu'elle a beaucoup de fièvre, une grande soif ; on la repète même suivant l'intensité des accidens, car la matrice n'a pas d'évacuation à faire. Si la femme peut dormir, tout n'en ira que mieux ; mais le sommeil doit être naturel ; il ne faut pas qu'il vienne des narcotiques, ces remèdes feroient un mal considérable ; les autres anti-spasmodiques doivent même être interdits : on peut seulement, après l'opération, lui donner un bon consommé, ou quelques restaurans de cette nature : on la met dans un bon lit, dont on ferme les rideaux ; on fait faire silence, et ces choses communément amènent le sommeil. Si la femme peut dormir six à sept heures, elle éprouvera un bien merveilleux; on continue ce régime jusqu'à la fin de la cure, et on ferme entièrement la plaie.

Quand les matières ne coulent plus, on resserre les fils, et on applique les seuls baumes. Si on a incisé la matrice, il faut également faire la gastrographie ; mais il ne faut pas faire de points de suture à la matrice, la plaie se réunira sans ce secours ; on ne doit pas même alors laisser l'ouverture inférieure de la section des tégumens aussi large que dans le cas précédent, parce que les lochies suivent les voies naturelles et sortent par le vagin : on doit panser la plaie de la même façon ; seulement on peut mettre plus d'intervalle entre les pansemens. Quelques auteurs conseillent les injections : il faut s'en abstenir ; leur usage est très-blâmable : elles occasionnent des frissons, des horripilations à la malade. On ne doit absolument point donner de narcotiques, à cause de l'évacuation qui se fait par la matrice : la saignée est interdite par la même raison. Cependant, si les effets de l'inflammation étoient portés à un trop haut degré, on pourroit s'en permettre une petite : au reste, le régime et les règles de conduite sont absolument les mêmes que celles que nous avons décrites plus haut.

Nº. XI.

De l'extraction des môles et faux-germes.

Nous savons quelle idée il faut attacher au nom de *môle*, de *faux-germe*, et de *germe avorté*; nous avons mis cette affaire au clair dans une autre circonstance. Il nous reste présentement à examiner ce qu'il faut pratiquer lorsque la matrice veut se débarrasser de ces sortes de corps : or nous avons déja vu comment il faut se comporter pour faciliter la sortie du faux-germe et du germe avorté, en parlant de l'avortement; nous avons fait sentir dans le temps que ces noms avoient été imaginés pour tranquilliser les femmes et calmer leur conscience effrayée; nous avons prouvé que cette expulsion étoit un avortement aussi décidé, aussi véritable que celui qui se fait au quatrième et cinquième mois de la grossesse. Reste donc à parler de la môle; examinons d'abord s'il y a des signes propres à faire connoître son existence.

Diagnostic.

Il est fort inutile de faire des recherches pour savoir si le faux-germe ou germe avorté ont lieu; car l'un et l'autre sortiront au bout de six semaines, et avant même qu'on le soupçonne : mais pour la môle, elle est d'une grande conséquence à connoître ; mais il est très-difficile de la distinguer de la bonne grossesse. Il faut d'abord observer que ce cas est très-rare : or voici les signes par lesquels on peut la distinguer de la bonne grossesse, quoique ces signes soient quelquefois équivoques. La tumeur du ventre, dans une véritable grossesse, est égale, ronde et dure ; dans la môle, elle est inégale et mollasse : quand la femme se couche d'un côté, la tumeur s'y porte ; on la promène avec la main d'un côté et d'autre : cette tumeur est toujours pendante sur les cuisses de la femme quand elle est droite. Si elle est assise et qu'elle se relève promptement, elle sent la tumeur tomber tout-à-coup, et comme un plomb ; les mamelles, qui d'abord s'étoient élevées et durcies, deviennent flasques, mollasses et pendantes ; au lieu que dans les vraies grossesses, elles continuent de grossir et se soutiennent bien. Dans le cas d'une môle, il coule et suinte par le mamelon une humeur séreuse, et dans la grossesse elle est laiteuse. Dans cette dernière, le ventre s'applatit souvent vers le second mois ; au lieu que dans la môle il commence à grossir dès les premiers mois, et augmente toujours. Dans la bonne grossesse, faisant abstraction de l'état de la femme, la femme a le teint bon, les yeux vifs, les lèvres rouges ; le corps a une sorte de facilité à faire ses fonctions. Dans la grossesse contre nature, le teint est au contraire pâle, blafard, les yeux sont languissans, les lèvres livides, les membres appesantis, les extrémités plus engourdies; en un mot, tout le corps est dans une sorte de langueur. Ces accidens se manifestent, dans le cas de môle, dès le troisième et quatrième mois; au lieu que dans la vraie grossesse ils ne paroissent que vers le septième, huitième, et même le neuvième mois. Cette différence vient de ce que la matrice qui renferme un enfant se soutient beaucoup plus que quand elle a une môle : pour lors elle s'appesantit sur le petit bassin, comprime les vaisseaux sanguins et les nerfs.

Prognostic.

La môle est une chose fâcheuse, quand elle existe long-temps; car elle intéresse toutes les fonctions : elle ne cause cependant pas la mort de la femme. Celles qu'on dit en être mortes ont péri d'un squirre, de quelques fungus ou polypes à la matrice, ce qu'il est fort aisé de reconnoître, pour peu qu'on soit au fait, en examinant la nature, la figure et la racine des polypes. Quant à la curabilité, il faut attendre que la nature, fatiguée par le fardeau, veuille s'en décharger elle-même; car quoiqu'on connoisse la môle, on n'ira pas la chercher; d'ailleurs, les signes sont trop incertains pour s'aviser de le faire : souvent, en croyant extraire une môle, on pourroit tirer un enfant; enfin, on a vu exister en même temps dans la matrice une môle et un fœtus : cela vient de ce que la femme a conçu deux enfans, et que l'un d'eux a perdu la vie dans les premiers temps de la conception, tandis que l'autre a vécu. Si on tiroit la môle, on ameneroit en même temps l'enfant, qui périroit. Quelquefois la femme a dans la matrice des squirres, des tumeurs enkistées, des fungus, qu'on prend pour des môles. Si on vouloit s'aviser de tirer ces corps, on arracheroit la matrice, et on exposeroit la femme à périr. Il faut donc attendre que la matrice chasse la môle, ou, pour mieux dire, que la nature fasse ce travail : or le temps où son expulsion se fait n'a rien de fixe ; c'est ordinairement le quatrième ou cinquième mois, quelquefois le septième, huitième et même le neuvième. On a vu des femmes porter des môles plusieurs années. Quand la matrice vient à se décharger de ce fardeau nuisible, il survient perte de sang, accompagnée de douleurs dans les reins et dans les parties génitales ; on s'imagine que la femme va avorter : c'est alors que l'accoucheur doit agir.

Pratique.

Si on étoit certain de l'existence de la môle, on feroit en sorte de prévenir la perte qui arrive lors de sa sortie, en saignant de temps en temps en prescrivant un régime, en ordonnant de l'exercice ; mais le diagnostic est trop obscur. Il est tel accoucheur qui a pratiqué pendant cinquante ans, et qui n'a pas vu une môle. Mais supposons le moment de sa sortie : on voit une perte de sang ; la femme se croit grosse : dans ce cas, le premier soin de l'accoucheur doit être de toucher l'orifice pour s'assurer de son état, et reconnoître ce qui se présente. S'il trouve un corps sans forme, comme charnu et sans membrane, et sans eau, il n'y a pas à douter ; c'est une môle. Si elle est d'un volume considérable, l'accoucheur dilate peu à peu l'orifice, et porte la main huilée dans la matrice pour détacher ce qui est contenu, et la tirer au dehors. Il observera de faire avec la main tout ce qu'il convient de faire pour détacher un placenta encore adhérent à la matrice, mais avec précaution, ayant cependant attention de ne pas laisser quelques morceaux de môle attachés aux parois de la matrice : mais, pour l'ordinaire, on n'est pas obligé de mettre toute cette manœuvre en usage, parce que la môle se détache d'elle-même. Elle se présente à l'orifice, il n'y a qu'à la saisir et la tirer ; du reste, on conduit la femme comme dans l'accouchement ordinaire, car il y aura écoulement de vidanges, etc.

Fin de la seconde partie.

TROISIÈME PARTIE.

*Des maladies des femmes nouvellement accouchées
et de celles des enfans nouveaux nés.*

ARTICLE PREMIER.

*Du traitement de la femme après un accouchement
naturel et sans accident.*

Ce traitement doit avoir pour objet d'écarter
et de prévenir tous les accidens qui arrivent chez
la plupart des femmes après leurs couches : or
il y a plus de mauvaises suites de couches pendant l'été que pendant l'hiver. La raison en est
simple : les femmes qui accouchent pendant l'été
prennent beaucoup moins de précautions que celles
qui accouchent en hiver, parce qu'elles se fient
aux chaleurs de cette saison ; elles croient pouvoir
se soustraire impunément aux règles que nous
allons prescrire : leur confiance devient précisément
la cause de leurs maladies. En hiver, au contraire,
elles prennent toutes sortes de précautions pour se
garantir du froid ; elles suivent à la lettre les con-
seils de l'accoucheur, et obvient, par cette conduite, à de grands accidens.

Ce traitement comprend naturellement deux

objets ; savoir, ce que l'on doit faire sur le sein, les parties génitales, etc. ; et, en second lieu, ce qu'on fera relativement aux excrétions et différens changemens qui doivent arriver à la femme : l'un s'appelle *le traitement local*, l'autre, *l'universel.* Les suites de l'accouchement ne sont dangereuses que parce que les médecins ne font pas assez d'attention à l'état actuel des femmes, et aux accidens qui en dérivent naturellement. Cet état consiste, 1°. à avoir souffert de grandes douleurs et de cruelles agitations : de là vient que le genre nerveux est très-irritable, et qu'il y a disposition à la phlogose dans toute la machine. 2°. Il se portoit à la matrice, avant l'accouchement, beaucoup de sucs qui étoient absorbés par l'enfant. L'accouchement terminé, la matrice se resserre ; les humeurs sont donc obligées de refluer dans la masse du sang, et causent pléthore. 3°. Le lait, avant de parvenir aux mamelles, roule quelque temps dans le sang, et lui communique un principe alkalisant ; la masse du sang se trouve infectée par ce corps étranger, et de ces causes diverses naissent plusieurs maladies que nous détaillerons par la suite.

Quant au traitement local, il comprend la manière de couvrir les parties génitales et le sein, et la méthode d'habiller les femmes.

Manière d'accomoder la femme immédiatement après l'accouchement.

Dès que la femme est délivrée, on applique sur la vulve un linge ployé en quatre, communément appelé *chauffoir* ; il doit être blanc de lessive, point mouillé d'aucune liqueur, un peu chauffé seulement sans être trop chaud, ce qui pourroit donner des vapeurs ; ni trop froid, ce qui pourroit arrêter les lochies, du moins pour un temps. Le chauffoir se renouvelle toutes les demi-heures, et même tous les quarts-d'heure, suivant la nécessité. Quelques auteurs recommandent les illinitions huileuses et adoucissantes sur ces parties. M. *Clément*, médecin de la dauphine, avoit coutume de faire une omelette avec les œufs et une huile douce, comme de camomille, et de l'appliquer chaude sur les parties génitales. Il est vrai que cela y fait assez bien, et empêche le gonflement de ces parties, qui deviennent quelquefois énormes, sur-tout si c'est un premier enfant, si les lèvres sont dures et arrondies ; si les autres parties ont souffert dans l'accouchement, la malades éprouvera du soulagement en faisant usage d'une huile douce ou de beurre frais.

La femme doit être légèrement inclinée sur le lit de misère, où elle est toujours, et sur lequel elle reste une heure et demie, deux heures, avant qu'on la transporte dans celui qu'elle doit occuper pendant ses couches ; elle a les bras dans le lit, les jambes un peu rapprochées, sans qu'elles se touchent tout-à-fait, les cuisses un peu élevées ; elle reste dans cet état plus ou moins de temps, jusqu'à ce que la matrice se soit suffisamment dégorgée et resserrée en partie ; ce qu'on connoît quand le sang cesse de couler par flots, sous la forme liquide, et qu'il se grumelle : cet écoulement dure plus ou moins de temps ; chez certaines femmes, il va quelquefois à une heure, une heure et demie, même deux. Cela fini, on transporte la femme dans le lit qu'elle doit occuper pendant ses couches ; on le bassine, ayant soin après de laisser échapper les vapeurs avant d'y placer l'accouchée : ces vapeurs pourroient lui nuire ; il faut bassiner le lit, même en été, pour le chauffer un peu, et bien sécher les draps. Le lit doit être tenu fort propre pendant tout le temps de la couche ; c'est pourquoi on le garnit d'une alaise, c'est-à-dire, d'un drap ployé en quatre dans sa longueur, et roulé à un chef. Chaque jour on déroule ce chef, pour faire passer un endroit sec et propre sous les fesses et les cuisses, et on roule du côté opposé la partie sale et mouillée. Si la femme est très-délicate et très-foible, on pousse le lit de misère sur lequel elle est vers celui où on doit la placer, et on la soulève à quatre, au moyen d'un drap, pour la mettre dans l'autre lit.

La femme est dans son lit, comment l'habiller? on lui mettra une chemise blanche de lessive, qu'on retroussera autour des reins, pour que le sang qui va couler pendant vingt-quatre heures ou plus, ne la gâte pas. Au bout de ce temps, on la baissera sur les cuisses et sur les jambes. M. *Menard* enseigne le contraire. Je blâme sa méthode : si on n'avoit pas de ces chemises courtes, on en feroit une promptement. Pardessus la chemise, on met une camisole, si c'est en été ; deux, si c'est en hiver, et un grand mantelet chaud pardessus : la camisole doit être faite de façon à couvrir la gorge et les bras ; il ne faut pas coëffer la femme à la belle oreille ; il ne faut pas non plus lui charger la tête d'un tas de chiffons : on lui recommande de se servir de coëffes longues. L'expérience a montré combien il est utile que les femmes se fassent couper les cheveux cinq à six jours avant l'accouchement ; cela procure, pendant la couche, une transpiration abondante par la tête, ce qui est très-favorable pour la femme. Quand elle est habillée, on lui bande le ventre et les mammelles : les femmes portent spécialement leur attention sur cet objet ; elles s'imaginent que de serrer le ventre, empêchera la difformité qui survient à ces parties : c'est tout le contraire ; serrer fortement le ventre et la gorge, c'est le vrai moyen de les gâter, de multiplier les rides, les vergetures, de rendre le ventre pendant en forme de besace, et les mammelles détachées de la poitrine. Il faut donc se garder de bander ces parties, et de les garotter comme on fait ; car cette pratique est des plus dangereuses. On peut bander le ventre, et on le fait en effet : 1°. pour empêcher le contact de l'air ; 2°. pour soutenir les tégumens, et prévenir la formation des rides, pour supporter la matrice, et empêcher qu'elle ne devienne oblique en se jetant, soit d'un côté, soit de l'autre ; 4°. pour continuer la pression qui se faisoit sur l'aôrte ventrale avant l'accouchement ; laquelle étoit produite par la plénitude et la dilatation de la matrice : le viscère vuidé revient sur lui-même, et la pression cesse ; donc le sang, dont le cours étoit gêné, doit se porter plus facilement vers les parties inférieures, et tout-à-coup en grande quantité ; les supérieures par conséquent en reçoivent moins, ce qui fait que le cerveau se trouve dans une espèce de vacuité ; il ne se filtre plus une assez grande quantité de fluide nerveux, et de cette moindre sécrétion naissent les petites lipothimies qu'éprouvent les nouvelles accouchées à qui on n'a pas bandé le ventre. Cette précision a pour but d'empêcher, pendant quelque temps, le sang de se porter vers les parties inférieures, c'est-à-dire, jusqu'à ce que les choses aient repris leur état naturel. Voici comment doit se faire cette petite opération. On applique une serviette mollette, chaude et ployée en quatre sur le ventre ; on la tient en cet état par le moyen d'une autre serviette ployée en trois seulement, selon sa longueur ; on attache cette dernière par ses deux chefs avec des épingles : voilà tout le mystère, sans avoir recours à mille tours de bande, que font les sages-femmes. On bande la gorge précisément de la même façon, et avec la même aisance ; il faut pouvoir passer la main entre le ventre et la serviette avec une sorte de facilité, pour que le bandage soit bien fait. Je fais faire ordinairement cette petite opération par une femme ; je conseille à mes élèves d'en faire autant dans leur pratique pour ménager leur réputation.

La femme doit être couverte dans son lit, de façon à n'être ni écrasée par les couvertures, ni trop à la légère ; il faut toujours entretenir une douce transpiration, qui est d'une nécessité absolue chez les femmes nouvellement accouchées. Il est du bon ton, chez celles de condition, de ne pas se remuer de six jours, et de rester pendant ce temps couchées sur le dos. Cette coutume est blâmable ; et, passé les premières vingt-quatre heures, la femme peut se coucher, tantôt d'un côté, tantôt d'un autre : cela est même utile.

La

La femme est arrangée, tranquille dans son lit, lui donnera-t-on des médicamens ou des alimens? la laissera-t-on dormir? lui bassinera-t-on les parties génitales avec quelques liqueurs? nous allons répondre à toutes ces questions.

Les bonnes gens vous disent : la femme sort d'un travail long et laborieux; il faut la fortifier, la restaurer. A Paris, on ne la restaure que trop : car à peine une femme est-elle accouchée, qu'on lui apporte une grande rôtie au sucre, ou une écuellée de chocolat, de café au lait, à la crême, ou quelques verres de ratafiat : tout cela ne vaut rien; ne suivons pas les usages de nos sages-femmes, qui ne connoissent pas les lois de l'économie animale; marchons méthodiquement; examinons l'état de la femme, et partons de-là pour suivre ce qu'il convient de faire. La femme sort, à la vérité, d'un travail naturel, mais violent et laborieux; la machine a considérablement souffert; le genre nerveux a été violemment secoué; la nouvelle accouchée se trouve dans un état voisin de la fièvre et de l'inflammation : donc les rôties au sucre, les spiritueux, et le café que l'on fait prendre à cette femme, loin de lui être utiles, ne sont propres qu'à exciter des pertes, des inflammations : il faut absolument les rejeter. Chez les femmes de qualité, on donne, pour prévenir les tranchées, et détruire l'enrouement, l'huile d'amandes douces, le syrop de capillaire, avec le jus d'une bigarade. Cette pratique peut effectivement enlever l'enrouement ; mais elle ne peut pas prévenir les tranchées ; elle va au contraire à relâcher les fibres de l'estomach, et à donner des dévoiemens. Voici la méthode que je suis. Je fais prendre à la femme un bouillon gras de bonne qualité, et dans lequel on a fait cuire des poireaux ; je fais ajouter un bon verre de vin de Bourgogne, ou bien je donne un verre du même vin avec du sucre sans cannelle, ou tout autre échauffant de cette espèce. Chez les gens de la haute volée, on fait un consommé avec la perdrix, le collet de mouton, le bœuf ; on y ajoute trois ou quatre cuillerées de vin d'Alicante : cela est bon pour ceux qui ont le moyen de le mettre en usage.

2°. La femme doit-elle dormir immédiatement après son accouchement ? non. Tant qu'elle reste sur le lit de misère, il seroit même dangereux qu'elle dormît. Dans les premiers instans, la matrice se dégorge abondamment, mais bientôt elle revient sur elle-même, et l'évacuation sanguine diminue : or, pendant le sommeil, les parties engourdies se relâchent, sur-tout la matrice ; elle ne pourroit donc pas se contracter, et les vaisseaux resteroient ouverts, donneroient libre issue au sang, et de là naîtroit une perte qui feroit périr la femme indubitablément. On a vu plus d'une fois , pendant le sommeil, l'écoulement se convertir en perte ; le sommeil se métamorphoser en syncope , et la syncope être suivie de la mort ; empêchons donc la femme de dormir pendant les trois ou quatre premières heures , si nécessaires à la matrice pour revenir sur elle-même : si la perte augmente , on y apporte remède.

3°. Faut-il bassiner les parties génitales de la femme ? oui. Allons toujours méthodiquement , et sans perdre de vue l'état naturel de la femme. Le genre nerveux a été affecté par le travail : or il est d'expérience que les nerfs qui souffrent se trouvent très-mal des exhalaisons putrides ; il faut donc bassiner , 1°. pour parvenir à la propreté , si nécessaire dans ce cas ; 2°. les parties génitales ont été tiraillées et meurtries ; il faut donc laver dans la vue de diminuer la tuméfaction. La liqueur dont on doit se servir doit être adoucissante , relâchante et calmante : une décoction de cerfeuil , de pariétaire , d'aigremoine , etc. , remplit toutes ces indications. On lave quatre fois par jour , si la femme est grasse ; trois fois , si elle a peu d'embonpoint : on évite soigneusement les huileux , à moins que les parties n'aient été maltraitées , et , dans ce cas , le meilleur topique que je connoisse , est une omelette faite avec l'huile de noix pour les pauvres gens, et celle d'amandes douces pour les riches.

D'après ce que nous venons de dire, il est facile de sentir combien est blâmable la méthode de certaines sages-femmes, qui bassinent les parties génitales avec les décoctions astringentes ou spiritueuses : le moindre accident qui peut s'en suivre, est la suppression des lochies. Elles se proposent de resserrer les parties, les accouchées même les tourmentent, pour qu'elles aient à leur rendre leur premier état, chose impossible : dans les mêmes vues, elles se font appliquer les mêmes topiques sur le ventre et sur le sein ; mais, loin d'en tirer des avantages, elles s'exposent à une infinité de maladies. Un accoucheur prudent doit défendre et empêcher ces usages pendant tout le temps que coulent les lochies et vuidanges ; mais quand elles sont terminées, et que les mamelles sont gorgées, il peut, pour ne pas paroître ridicule, se relâcher sur l'usage de ces remèdes, parce qu'alors ils ne feront ni bien, ni mal ; les seins n'en deviendront pas plus fermes, à quelque chose près, et il ne s'en effacera pas un pli du ventre ; le médecin peut donc permettre les astringens, et choisir les moins à craindre, comme l'eau de forge, de myrthe et le vinaigre, dans lequel on aura fait bouillir des balaustes ou quelques décoctions de plantes astringentes.

Voilà pour ce qui regarde la manière d'accommoder les femmes nouvellement accouchées : passons au régime qu'elles doivent observer pendant le temps de leurs couches.

Du régime des nouvelles accouchées.

Pour régler le régime, il faut des principes, et ils naissent de l'état de la couche : voyons donc quel est cet état. 1°. Les nerfs, dans une femme accouchée ont été singulièrement secoués ; ils sont actuellement dans un état de vibratilité et de sensibilité considérables, à cause de la vivacité des douleurs qu'elle a souffertes ; la facilité avec laquelle elle se met en colère, la facilité avec laquelle elle rit ou pleure, démontrent assez qu'elle est dans une situation voisine de la convulsion ; 2°. les sucs que la matrice employoit à différens usages ne coulant plus dans cet organe, refluent dans la masse, et augmentent la quantité des humeurs, d'où il suit pléthore ; 3°. enfin le lait, qui se répand dans toute la masse du sang et qui se porte aux mamelles, a beaucoup de disposition à s'aigrir ; les humeurs sont dans un état voisin d'accessence, d'où il suit que les engorgemens dans les capillaires doivent être faciles et fréquens, que la circulation doit être gênée, et que la femme doit être dans un état très-voisin de la fièvre : ce qui arrive continuement, et sur-tout à celles qui ne nourrissent pas. D'après les observations que nous venons de faire, il est évident qu'une femme en couche doit suivre pour régime celui qui convient à celle qui seroit, 1°. dans un état de convulsion, 2°. de pléthore, 3°. d'accessence, 4°. de fièvre : ce sera aussi d'après ces principes que nous nous réglerons. Je crois être le premier qui ait tracé une marche méthodique convenable, d'après mon expérience, aux femmes en couche.

Avant moi, cette partie des accouchemens a été moins soumise aux grands préceptes de la médecine, qu'à une routine aveugle, qui a passé des uns aux autres, et que les derniers ont reçue avec autant d'aveuglement que les premiers l'avoient adoptée. Rappelez-vous nos principes de médecine, appliquez-les aux cas présens, et suivez-moi pas à pas dans les règles que je vais vous prescrire : vous verrez que l'expérience ne me démentira jamais.

Le régime des femmes nouvellement accouchées consiste à régler l'usage des six choses non naturelles, qui sont les alimens, l'air, le repos, le sommeil, la veille, les excrétions retenues, enfin les passions de l'ame.

1°. Les alimens doivent être donnés dans la vue de diminuer l'irritabilité des nerfs, de ne pas augmenter la pléthore, de s'opposer à l'accessence du lait ; ils seront donc relachans, délayans, pour émousser les pointes des acides, et les étendre dans un véhicule considérable : voilà les vues générales, et voici les particulières. On ne donnera aucun aliment solide les trois ou quatre premiers jours, jusqu'à ce que la fièvre de lait soit passée ; on nourrira avec le seul bouillon, qui sera fort et nourrissant, afin de pouvoir soutenir. Si cependant la femme étoit grande mangeuse, on pourra lui donner une soupe, un œuf frais, un biscuit ; mais, le jour de la fièvre, on lui donnera du bouillon seulement, la nourriture solide lui seroit alors très-dangereuse. Passé le quatrième jour, on lui donnera des soupes ; les six et septième, des viandes blanches, comme une aile ou une cuisse de poulet rôti, avec du pain mollet. On a soin, pendant les quatre ou cinq premiers jours, d'éviter les spiritueux, et d'empêcher les conversations trop longues ; la boisson doit être médicamenteuse, pousser à la peau, favoriser l'écoulement des lochies et calmer l'irritabilité des nerfs : or, une teinture de safran, un légère infusion d'armoise, de scolopendre, faite comme le thé, une légère décoction de bardane, l'eau d'orge ou de riz, remplissent exactement ces indications ; on en donne un grand verre toutes les heures, et un bouillon de trois heures en trois heures. Vers le sixième jour, quand on commence à donner des alimens solides, on diminue la quantité de la boisson ; on peut aussi ajouter à

E 4

l'eau de scolopendre une petite quantité de chiendent et de réglisse ratissée et effilée.

2°. *L'air.* Cet article est pour le moins aussi
important que le premier. C'est un grand abus chez
les gens riches d'étouffer les femmes et de les suffo-
quer dans un appartement, qui, quoique très-
vaste, n'est alors qu'un cloaque par la mal-pro-
preté et la mauvaise odeur qui y règnent. Nous
savons combien l'air chargé d'exhalaisons putrides
est nuisible aux nerfs, et sur-tout quand ils sont
déja affectés. Une femme en couche est déja dans
ce cas ; il faut donc que l'air de l'appartement où
elle doit passer ses couches, soit pur et salubre ;
il ne doit être chargé ni de bonnes ni de mauvaises
odeur : il est d'expérience que l'ail et autres denrées
de cette nature nuisent aux accouchées, lorsque
l'air est chargé de matières putrides. On renou-
véllera donc l'air tous les jours, en ouvrant les
fenêtres, ayant soin alors de bien faire couvrir la
femme dans son lit, dont les rideaux seront
exactement fermés pour qu'elle ne soit pas exposée aux impressions de l'air qui vient du dehors. Cette précaution ne doit se prendre que
les huit premiers jours expirés. La chaleur de l'appartement doit être modérée ; si elle étoit trop
forte, elle nuiroit en ôtant à l'air une partie de
son élasticité : il faut cependant qu'il y ait toujours du feu, même en été ; c'est le meilleur moyen

de purifier l'air, c'est un ventilateur perpétuel, qui établit un courant d'air de la fenêtre à la cheminée.

3°. *Le repos et le mouvement.* La femme ne doit faire aucun exercice les quatre premiers jours de ses couches; il ne faut pas lui permettre de se lever comme le font les femmes du commun; il ne faut pas non plus lui permettre de se tenir au lit pendant quinze jours, comme les femmes riches, qui, ainsi que les bourgeoises, doivent se lever le cinquième jour, c'est-à-dire, le lendemain de la fièvre de lait, pour faire faire leur lit; l'accouchée se recouchera une heure après : le lendemain elle restera levée plus long-temps, ainsi de suite. Il est encore blâmable, comme nous l'avons dit plus haut, de rester opiniâtrément couchée sur le dos. Pendant les trois premiers jours, il faut recommander à l'accouchée de se tourner, après les premières vingt-quatre heures, tantôt d'un côté, tantôt de l'autre, à moins que quelques circonstances particulières n'indiquent le contraire ; car il faut observer que toutes les règles de conduite que nous donnons actuellement regardent, à la vérité, une femme nouvellement accouchée ; mais une femme se portant bien, autant que son état peut le permettre; en un mot, une femme qui se trouve dans l'état naturel : l'état contre nature viendra par la suite. À l'égard du terme où la femme doit sortir pour la première fois, et mettre fin à ce qu'on appelle *le temps de ses couches*, il a été réglé par l'usage que la femme riche ne sortiroit qu'au bout de six semaines, la bourgeoise au bout d'un mois, et l'indigente huit ou quinze jours après son accouchement. Laissons les choses sur ce pied, crainte de bruit; observons cependant que quelquefois la femme dans l'indigence fait aussi mal de sortir au bout de huit jours, que celle qui est riche, d'attendre précisément six semaines. Nous parlerons de cela en traitant des lochies.

4°. *Le sommeil et la veille.* Il n'y a rien de particulier à cet égard. La femme nouvellement accouchée doit dormir autant qu'une autre, c'est-à-dire, sept à huit heures : si elle dormoit davantage, on auroit soin de l'éveiller, évitant cependant de la mettre de mauvaise humeur. On aura soin, comme nous l'avons dit plus haut, de ne la pas laisser dormir les trois ou quatre premières heures qui suivent l'accouchement.

5°. *Les excrétions retenues.* Il se fait deux sortes d'excrétions chez les femmes nouvellement accouchées; 1°. celles qui se font en tout temps; 2°. les excrétions propres à la couche : nous ne parlerons ici que des premières; ce sont les sueurs, les urines et les excrémens; il faut les favoriser : toutes les sueurs modérées sont à desirer spécialement chez une femme en couche. Une légère moiteur de la peau fait que la matrice et les mamelles se dégorgent

mieux ; elle empêche le lait de se grumeler ; elle
en évacue une partie, sur-tout quand elle sent
l'aigre : il faut donc procurer ces avantages par une
boisson abondante et légèrement diaphorétique :
celles que nous avons proposées plus haut sont bonnes
pour cet effet. L'urine doit couler avec facilité. Si
elle est blanche, comme laiteuse, c'est une bonne
marque ; c'est une excrétion qui prévient les dépôts laiteux, puisqu'une partie du lait prend la
route des reins ; les boissons copieuses que la femme
prend concourent encore à favoriser cette excrétion
ou cet écoulement, en fournissant au sang une
grande quantité de sérum ; enfin, les excrémens
doivent aller leur train : il est utile que le ventre
se vuide dans les premiers temps. Si donc il est absolument serré, que la femme soit robuste et sanguine, qu'elle soit plus de deux jours sans aller à la
selle, il faut lui donner un lavement d'eau simple,
ou fait avec la décoction de pariétaire, ou autres
plantes émollientes : il est mal d'y faire entrer le
miel mercurial, comme font toutes les sages-
femmes, pratique dont elles ne s'écarteroient pas,
quoiqu'on leur dise que cette drogue s'aigrit facilement, fermente par conséquent, et donne lieu
à un développement d'air qui est contraire à l'état
vaporeux où se trouve la nouvelle accouchée. On
continue les lavemens pendant huit jours, au bout
desquels on n'en donne que deux, même de trois

jours l'un. Si la femme va aisément à la selle, il ne faut pas en donner, ils ne feroient alors aucun bien; ils ne procureroient pas non plus les accidens dont parlent les auteurs, c'est-à-dire, la suppression des lochies ou vuidanges, l'irritation, l'inflammation de la matrice, la descente de ce viscère, à moins qu'on ne les fît avec des matières qui par leur activité seroient capables de produire ces accidens. Ce qu'il y a de certain, c'est que les lavemens trop souvent réitérés peuvent donner lieu à des pertes, et à un dévoiement, toujours funeste en pareil cas, et qui ne manque jamais de faire périr la femme, s'il ne cesse avant les neuf premiers jours : je dis donc que, dans ce cas comme dans tous les autres, il faut suivre la route que nous trace la nature.

6°. *Les passions de l'ame.* Cet article demande toute notre attention. On doit régler les passions de l'ame avec un soin extrême : on écarte donc tout sujet de colère, de chagrin, de haine; ils deviendroient très-dangereux, relativement à l'état d'irritabilité où se trouvent les nerfs; le chagrin a souvent tué des femmes en couche : l'habitation avec le mari doit être interdite pendant les six premières semaines; les enfans conçus dans ce temps sont, pour l'ordinaire, de mauvaise constitution.

ARTICLE II.

Des lochies et vuidanges.

Nous avons dit qu'il se faisoit chez les femmes accouchées des excrétions propres à leur état : or ces excrétions se font par deux voies, 1°. par la vulve ; ce sont les lochies ; 2°. par les mamelles : c'est le lait. Cette dernière humeur est tellement excrémentielle, que si elle ne coule pas au dehors, il se forme bientôt un dépôt appelé *laiteux*, et il naît une quantité d'accidens plus fâcheux les uns que les autres.

Les excrétions qui se font par la vulve, et qui partent de la matrice, se nomment en général *lochies* ou *vuidanges* ; elles sont de trois sortes, à raison de leur nature, du temps où elles coulent et de celui de leur durée : les premières sont les lochies sanguines, proprement dites ; 2°. les lochies puriformes ; 3°. les laiteuses.

On divise les premières en lochies sanguines proprement dites, et en lochies séreuses. Cette subdivision porte le nom générique de *logies rouges* ou *sanglantes* ; les deux dernières espèces portent celui de *lochies blanches* ou *non sanglantes*. 1°. Les lochies sanguines paroissent immédiatement après le décollement du placenta, et dépendent de la rupture des vaisseaux sanguins qui formoient la communication qui existe immédiatement de la matrice au placenta, pour se porter à l'enfant. Nous avons prouvé, dans un autre temps, malgré ce qu'en ont dit les auteurs, la communication qui existe réellement et immédiatement de la matrice au placenta, et qui se fait par des vaisseaux sanguins : nous n'insisterons plus sur cet article, et nous passerons de suite au mécanisme par lequel se fait l'écoulement des lochies.

Immédiatement après la délivrance, la matrice est dilatée, distendue ; les vaisseaux sanguins qui viennent de se rompre sont ouverts ; le sang doit couler avec force et en quantité ; mais la matrice revenant bientôt sur elle-même, se fronce, se crispe. Ce froncement peut arriver sans que les vaisseaux soient comprimés. Cette pression est latérale dans les globules sanguins qui se trouvent entre le point de compression et l'orifice des vaisseaux ; ils seront déterminés à se porter vers l'endroit où ils trouvent moins de résistance : or cet endroit est précisément l'orifice de ces mêmes tuyaux ; le sang s'y portera donc, il y coulera par conséquent, et formera les lochies rouges. Pendant ce temps, les globules qui se trouvent entre les points de compression et les vaisseaux collatéraux s'éloignent de la matrice, refluent, et rentrent dans la masse, toujours en vertu de la pression latérale qui se fait ; mais la matrice se contractant de plus en plus, la compression augmentera au point de presser les vaisseaux sanguins, de les écraser, pour ainsi dire : de sorte que leur diamètre, singulièrement rétréci, ne laissera plus passer que les molécules les plus atténuées, les plus divisées ; le sang coulera en plus petite quantité ; il séjournera dans la cavité de la matrice, s'y accumulera, et sortira en petits grumeaux noirâtres : au lieu qu'avant il sortoit par flots et sous la forme rouge. La matrice continuant à se resserrer, et la pression augmentant dans la même proportion, il ne sortira plus par leur orifice qu'une sérosité roussâtre, c'est-à-dire, une sérosité chargée de quelques globules sanguins, et l'écoulement des lochies séreuses, sanguinolentes, s'établira et continuera jusqu'à ce que les puriformes prennent leur place. Telle doit être la manière dont il faut concevoir que se fait l'écoulement des lochies rouges et sanguines.

La durée totale des lochies sanguines est communément de vingt-quatre heures chez certaines femmes ; elle se continue jusqu'à trente-six, et quelquefois quarante-huit heures ; leur durée particulière pour l'écoulement du sang pur, rouge et fluide sera d'une heure et demie, quelquefois de deux à trois heures, pendant lesquelles il faut laisser la femme sur le lit de misère, et favoriser le dégorgement de la matrice, comme nous le dirons bientôt. Au bout de ce temps, le sang ne coule plus qu'en petite quantité ; il sort de la vulve non fluide et rouge, mais par grumeaux noirâtres, parce qu'il s'est coagulé dans la matrice ou dans le vagin : ce deuxième écoulement dure dix à douze heures. Enfin le diamètre des vaisseaux diminuant toujours, ils ne sont plus qu'une sérosité sanguinolente, ce qui forme ce qu'on appelle *lochies séreuses*. Cette dernière évacuation dure douze ou seize heures, et jusqu'à ce que les lochies puriformes commencent à couler.

Bien des circonstances peuvent augmenter, diminuer, prolonger, abréger l'écoulement des lochies sanguines ; car il se fait en raison composée de la force avec laquelle la matrice se resserre, et de la quantité du fluide qui se trouve dans les vaisseaux. Si la femme est fort robuste, sanguine, qu'elle n'ait pas été saignée pendant sa grossesse, elle aura les lochies sanguines plus abondantes ; si, au contraire, elle est débile, qu'elle ait eu des hémorrhagies, ou bien qu'elle ait été saignée pendant sa grossesse, ou qu'elle ait eu ses règles, l'écoulement de ces mêmes lochies sera moins abondant.

L'écoulement des lochies sanguines est tellement nécessaire pour dégager la matrice, que, si elles se suppriment, il survient dans le moment même des accidens terribles, la mort suit souvent une pareille suppression ; cet écoulement est donc d'une absolue nécessité pour rétablir la matrice et la remettre dans son état naturel. Ces considérations doivent donc nous

nous exciter à favoriser cette excrétion. Pour cet effet, on applique sur la vulve des chauffoirs de linges mollets, qu'on change toutes les fois que la femme se sent mouillée, et qu'on fait chauffer légèrement : on lave plusieurs fois les parties génitales pour détacher le sang qui se grumelle et s'attache aux poils qui couvrent ces parties ; on retire du vagin les caillots de sang, s'il s'en forme quelques-uns ; enfin on applique sur le bas-ventre des serviettes chaudes et mollettes.

2°. Les lochies puriformes viennent après les sanguines : elles sont formées par une matière blanche, épaisse, verte, visqueuse, sans odeur, qui s'aigrit aisément. La plus grande partie des auteurs ont pensé que c'étoit une matière laiteuse, qui acquéroit de la consistance dans l'intérieur de la matrice, où elle croupissoit. J'ai été de ce sentiment pendant un temps : mais à présent je soutiens que c'est un vrai pus, que la matrice fournit pour aller à la dépuration de sa masse ; que c'est le résultat d'une coction dans ces vaisseaux, enfin que c'est une évacuation critique, qui termine l'état morbifique où se trouve une femme nouvellement accouchée. Pour établir ce sentiment, je renvoie aux grands principes que j'ai posés sur la suppuration, dans mon cours de pratique. Mais, me dira-t-on, il faut une inflammation. Le plus souvent la suppuration est la terminaison de l'inflammation ; mais elle n'est pas toujours nécessaire pour produire la suppuration, comme je crois l'avoir prouvé par des faits multipliés. Sur la fin des lochies sanguines et le commencement des puriformes, la vulve est extraordinairement sèche pendant trois ou quatre heures, puis l'écoulement commence, et dure vingt-quatre, trente-six, quarante-huit heures ; il se termine lorsque la fièvre de lait commence.

La suppression des lochies puriformes est presque aussi dangereuse que celle des lochies sanguines : il faut apporter les mêmes précautions pour favoriser leur écoulement.

3°. Les lochies laiteuses : vers la fin des deuxièmes lochies, les mamelles commencent à se tuméfier, à se gonfler ; elles deviennent douloureuses, et le lait s'y porte en quantité : or, ou de deux choses l'une, ou la femme se détermine à nourrir son enfant, ou elle fait étouffer son lait ; dans ce dernier cas, il se fait un écoulement dans la vulve ; la matière qui en sort est un vrai lait ; il ne diffère en rien de celui qui se filtre dans les mamelles, il en a toutes les qualités. Si, chez cette femme qui ne nourrit pas, cette matière cesse de couler par la vulve, aussitôt elle se porte aux mamelles, et sort sous la forme de lait.

Si chez la nourrice le lait cesse de couler par le sein, il se porte à la matrice, et constitue l'écoulement en question ; car nous observons que celles qui nourrissent leurs enfans n'ont que les deux premières espèces de lochies ; savoir, les sanguines et les puriformes ; elles n'ont pas les laiteuses, ou du moins elles les ont en petite quantité. Il est aisé de conclure, d'après cet exposé, que la matière de cette évacuation est formée par le lait même, qui, ne trouvant pas jour à s'écouler au travers des mamelles, à cause de la résistance qu'on lui oppose, se porte à la matrice, par où elle s'évacue. Nous verrons dans un moment comment la chose se fait. Le temps que dure cette espèce de lochies varie considérablement ; elles coulent chez certaines femmes quinze jours, chez d'autres, trois semaines ; un mois chez quelques-unes, et quelquefois six semaines. C'est aussi la fin de cet écoulement qui fixe le temps où la femme doit sortir. Ainsi, celles chez lesquelles les lochies cesseront de couler au bout de quinze jours, peuvent sortir, le lendemain ou le surlendemain, sans craindre aucun accident. Il en est de même de celles qui ne voient la fin de cet écoulement qu'au bout d'un mois ou six semaines ; mais elles auront la précaution de ne pas sortir sans se bien couvrir le sein, les bras et les parties génitales, pour les garantir des impressions de l'air extérieur.

Le temps où les femmes doivent sortir varie beaucoup suivant la force ou la délicatesse de leur tempérament. Ainsi, une femme n'a pas de lochies

au bout d'un mois ; mais elle est foible ; languissante, parce qu'elle a eu un accouchement laborieux :
il est évident que cette femme ne doit sortir que
quand elle aura repris ses forces.

La durée des lochies laiteuses détermine le temps
où il faut purger la nouvelle accouchée ; on la
purge donc lorsqu'elles sont finies, à moins que
quelques circonstances n'exigent le contraire : s'il
y avoit une indication, on purgeroit pendant l'évacuation produite par les lochies. On emploie les
purgatifs amers , comme la rhubarbe , le séné ,
le syrop de chicorée composé , les sels neutres ;
on les donne plutôt en boisson qu'en bols : ils
fatiguent beaucoup moins. Mais doit-on purger
toutes les femmes généralement après leurs couches ?
non. Celles qui sont d'un tempérament fort , robuste, qui se portent bien , qui ont eu des vuidanges abondantes , peuvent en être exemptes : il
faut, au contraire, purger les femmes cacochimes, et
qui ont très-peu de lait et de lochies.

Enfin , les lochies laiteuses, qui, après avoir relâché le tissu vasculaire de la matrice, continuent
à couler, forment les fleurs blanches, fléau terrible,
auquel sont si sujettes les femmes de Paris. Les
lochies coulent en grande quantité jusqu'au huitième,
dixième, douzième jour de la couche ; après quoi
elles diminuent de plus en plus, jusqu'à ce qu'elles
disparoissent ; leur durée est à peu près la même

dans toutes les couches : c'est donc une erreur de croire que les lochies laiteuses coulent plus abondamment après l'accouchement d'un garçon que d'une fille.

La suppression de ces lochies n'est pas absolument dangereuse ; on peut remédier aux accidens qui les suivent. Les femmes qui nourrissent n'en ont pas ou fort peu : c'est spécialement chez elles qu'elles peuvent s'arrêter sans danger ; mais il faut cependant avoir soin de les faire boire et de les tenir chaudement.

ARTICLE III.

De la fièvre de lait.

Vers le troisième jour qui suit l'accouchement, les vaisseaux de la matrice, resserrés, ne peuvent plus recevoir les sucs. Les parties génitales sont sèches, le pouls s'élève, les mamelles se tuméfient, deviennent douloureuses ; il survient mal de tête, soif, enfin la fièvre qu'on appelle *de lait*, parce qu'elle est produite par le reflux de la matière laiteuse dans la masse. Or cette fièvre peut être plus ou moins forte ; elle peut se passer tranquillement ou être accompagnée de fâcheux accidens. Il est des femmes qui souffrent quelquefois une telle distension dans ces parties, que la peau des mamelles, après qu'elles se sont élevées jusque sous les clavicules, est obligée de se rompre, ce qui forme des crevasses au sein, et ces cicatrices prennent le nom de *vergetures* ; d'autres en souffrent peu : telles sont celles qui allaitent leurs enfans.

Causes.

Cette fièvre dépend du reflux de la matière laiteuse, qui devoit couler par les mamelles, et de son séjour dans le sang : en voici plusieurs preuves. 1°. La femme qui donne à teter à son enfant n'a pas de fièvre de lait ; 2°. celles qui ont le sein petit, ce qui refuse tout accès au lait, n'y sont pas sujettes ; car cette humeur ne pouvant alors se faire jour par les mamelles, force les couloirs de la matrice, et continue à s'évacuer par cette route. 3°. Les femmes qui transpirent beaucoup n'ont pas cette fièvre, ou en ont peu, parce que la matière qui doit y donner lieu se porte abondamment à la peau, et le sang s'en trouve débarrassé. Mais par quel mécanisme se font l'abord du lait aux mamelles, et son retour des mamelles à la matrice chez les femmes auxquelles on a étouffé le lait ? le voici. La matrice se resserrant sur elle-même après l'accouchement, ne permet plus aux sucs d'y abonder ; ils sont donc obligés de refluer dans la masse des humeurs, où ils produisent pléthore. Or c'est cet état pléthorique, joint à l'alkalescence, qui porte le lait dans le sang, et qui, réuni à la vibralité dans les nerfs, fait naître la fièvre dont nous parlons : mais la nature, attentive au bien de la machine, se débarrasse de cette pléthore, en déterminant le lait à se porter aux mamelles : elles sont destinées à recevoir cette humeur ; elles l'attendent, pour ainsi dire ; d'ailleurs elles contiennent déja une liqueur analogue au lait : ainsi, il n'est pas étonnant qu'il s'y porte plutôt que dans tout autre endroit, et par conséquent il n'est pas nécessaire de recourir à l'anastomose qui existe entre les vaisseaux mammaires et utérins pour expliquer ce phénomène. Cette communication est trop petite ; elle se fait par des tuyaux plus fins que des cheveux, et en petite quantité : en outre, ce n'est pas l'artère mammaire externe qui fournit spécialement aux mamelles, mais plutôt la thorachique extérieure. Tout cela doit nous engager à ne pas recevoir aveuglément l'explication que les auteurs nous donnent du transport du lait dans les mamelles par le moyen de cette petite anastomose. Quelquefois elle peut y avoir part ; mais tous les vaisseaux de la machine conduisent également cette humeur aux mamelles ; elle y trouve de la place, s'y arrête, et ce qu'elle contient de plus séreux enfile les vaisseaux lactifères, se fait jour, pénètre de plus en plus, et coule par les orifices pour servir de première nourriture à l'enfant. Or, dans ce temps, on s'oppose aux vues de la nature en étouffant le lait, c'est-à-dire, en formant une résistance telle que cette humeur ne peut arriver aux mamelles ; elle est donc obligée de descendre et de se porter à la matrice comme dans le lieu où elle trouve moins de résistance ; elle en pénètre le tissu, dilate les petits vaisseaux encore béans , coule dans sa cavité, sort par la vulve, et forme la troisième espèce de lochies, c'est-à-dire, les laiteuses : tel paroît être le mécanisme par lequel se fait le transport du lait de la matrice aux mamelles , et son retour des mamelles à la matrice.

Symptômes.

La femme commence par éprouver un frisson plus ou moins grand, causé par l'impression que fait le lait qui se mêle avec les humeurs ; puis il survient chaleur ; le pouls s'élève, devient gros, fréquent ; des douleurs se font sentir vers les reins et dans les cuisses : il y a mal de tête, soif; la chaleur est augmentée ; il y a sécheresse à la peau ; mais le plus souvent elle est moitte. Pendant ce temps, la femme ressent d'abord de simples picotemens aux mamelles ; bientôt elle y éprouve des douleurs assez vives ; les parties se gonflent, se tuméfient et s'élèvent très-sensiblement. Cet état dure trente-six, quarante, quarante-huit heures, et au bout de ce temps tout se calme.

Diagnostic.

Il est bien facile, d'après ce que nous venons d'exposer.

Prognostic.

Il n'a rien de fâcheux ; cette fièvre est une véritable crise qui dépure la masse du lait, qui l'a gâtée, et qui se porte aux mamelles : ainsi, quand on étouffe le lait, on ne sait pas à quoi on expose la femme ; quand on ne l'étouffe pas, la fièvre est moins forte, parce que le lait a tout le temps nécessaire pour être transporté à la matrice.

Curation.

On ne peut pas prévoir ni empêcher la fièvre de lait ; on ne peut pas non plus faire du lait, mais seulement favoriser sa formation, en cas que quelques obstacles s'y opposent. Or, dans le cas où les choses vont bien, il ne faut que redoubler d'attention sur les choses que nous avons prescrites ci-devant, en parlant de la façon de soigner les nouvelles accouchées. On tient la femme chaudement, on lui fait boire abondamment du thé, boisson légèrement diaphorétique, pour favoriser la transpiration.

S'il survenoit quelques accidens, que la fièvre fût trop forte, par exemple, qu'elle empêchât la coction de se faire, le lait de se former, on demande si on pourroit saigner ; je réponds affirmativement oui, et que cela est même nécessaire. Le transport du lait est un vrai dépôt qui ne se fera pas, si la fièvre est trop vive ; il faut donc la calmer et écarter les agens qui s'opposent à cette dépuration. Il en est de ceci comme de la petite vérole : on donne les boissons relâchantes et adoucissantes, les lavemens ; en un mot, on se conduit comme dans les fièvres ordinaires.

Mais une question plus délicate vient se présenter ici. Une mère, soit par foiblesse, soit par indifférence, bravant les saintes lois de la nature, refuse d'entendre ses accens énergiques, et, oubliant son propre sang, ne rougit pas de déposer dans les bras d'une mercénaire le gage sacré de son amour ! comment faut-il s'y prendre pour faire disparoître le lait de cette femme, ou plutôt de cette marâtre ?

C'est à regret que je vais prescrire la marche qu'il faut tenir en pareille circonstance ; et ce qui allège cette tâche pénible pour mon cœur, c'est que, dans le nombre de ces femmes qui veulent étouffer leur lait, il en est quelques-unes qui éprouvent des difficultés insurmontables pour remplir le premier et le plus important des devoirs, devoir qui les rend seules dignes du respectable titre de mère. On couvre bien la femme pour la faire transpirer abondamment ; dans la même vue, on lui fait pren-

dre une copieuse infusion de scolopendre ou teinture de safran ; on tient le ventre libre, en donnant deux lavemens par jour. Par ce moyen, on
évacue une partie du lait par les selles, les sueurs
et les urines. Pendant ce temps, on applique une
serviette chaude et mollette sur le sein ; on la contient avec une autre ployée en quatre dans sa longueur ; on les change toutes les fois qu'elles sont
mouillées. Il ne faut pas se servir de coton ni de
filasse, comme font la plupart des accoucheurs.
Quand on change les serviettes, il faut avoir soin
que les seins ne sentent pas les impressions de l'air.
Pour cet effet, on ne tire la serviette mouillée qu'a-
près que la sèche est déja appliquée : sur-tout qu'on
ne se serve d'aucun astringent. S'il arrive quelques
gersures au sein, on applique dessus un peu de cérat,
comme celui de Galien, ou le populeum. Par le moyen
des astringens, les femmes pensent conserver la
beauté de leur sein ; elles se trompent : il n'y a pas
de moyen plus sûr pour les gâter ; ils deviennent
vergetés, ridés, souvent flétris ; et cela n'est encore
rien en comparaison des autres accidens auxquels les
femmes s'exposent : tels sont les inflammations, les
engorgemens des mamelles et de la matrice ; tels
sont encore les fleurs blanches, dont les femmes de
cette capitale sont toutes menacées, les vices de
l'estomac, et les vapeurs qui suivent en pareil
cas ; enfin la délicatesse et la débilité des enfans,

qui n'ont pu trouver dans le lait des autres femmes les qualités qu'auroit eues pour eux celui de leur mère, avantage que nous tâcherons de faire mieux sentir par la suite.

Quand le lait est entièrement dissipé, et que les lochies sont totalement terminées, si les mamelles sont flétries, et qu'elles ne puissent plus se soutenir, ce qui arrive communément, on peut alors employer les légers astringens, comme l'eau de myrthe, l'huile de gland, l'eau de forge. Ces remèdes ne feront rien la plupart du temps; quelquefois ils pourront rendre aux mamelles leur dureté, non pas naturelle, mais suffisante pour satisfaire les femmes qui le desirent, et les hommes qui ne le souhaitent pas moins.

ARTICLE IV.

Des maladies des femmes nouvellement accouchées.

Les maladies dont nous parlons sont en grand nombre, et la plupart d'un grand danger. On peut les diviser en maladies locales, ou en celles qui procèdent immédiatement de l'accouchement, ou en maladies générales, c'est-à-dire, qui ne sont qu'une suite de l'accouchement. Les premières reconnoissent pour cause l'opération même; les secondes, l'état qui suit cette opération.

Des maladies qui suivent immédiatement l'accouchement.

Ces maladies dépendent toutes de la tension que les parties génitales ont soufferte : ce sont celles qui procèdent de l'accouchement, quand il a été long et laborieux, soit du côté de l'enfant, soit du côté de la mère, soit enfin par l'impéritie de l'accoucheur. Ces accidens sont des contusions, des déchirures, des descentes de matrice, du vagin; des incontinences ou suppressions d'urines, la chûte du fondement, les hémorrhagies.

Des contusions.

La contusion est une tumeur humorale produite par la forte pression ou le choc de quelque corps contundant, sans perte de substance, et sans solution de continuité au dehors. Après l'accouchement, les parties génitales des femmes sont souvent attaquées de ces sortes de tumeurs : or ces contusions peuvent être plus ou moins graves, attaquer une ou plusieurs parties ; communément c'est la partie la plus inférieure de la vulve qui souffre le plus des contusions : les parties latérales se contundent aussi, moins que les inférieures, à la vérité, mais plus que les supérieures. Les auteurs ont parlé de la contusion du clitoris ; cette partie ne paroît pourtant pas pouvoir être affectée, attendu la situation qu'elle prend dans l'accouche ment, car elle se jette totalement en dehors : enfin la contusion peut être simple, ou compliquée avec d'autres maladies, comme tranchées, suppression d'urines, inflammation.

Causes.

La cause immédiate est la distension et l'engorgement des petits vaisseaux de la partie contuse ; tout ce qui sera capable de produire cette distension sera cause secondaire de la contusion : or on doit ranger parmi ces causes une trop forte pression, qui vient, 1°. de la part de l'enfant ; 2°. de celle de l'accoucheur ou de la sage-femme ; 3°. de l'instrument qu'on aura été obligé d'employer pour terminer l'accouchement ; 4°. d'une maladie actuelle.

1°. L'enfant exprime et presse fortement les parties génitales, toutes les fois que sa tête est trop grosse, ou qu'elle est enclavée, ou bien quand il est hydrocéphale ; lorsqu'il vient en double, ou dans toute autre mauvaise position : alors les fibres sont tiraillées, meurtries, quelquefois rompues ; les fluides s'arrêtent, et la tumeur se forme. Nous n'exposerons pas ici la théorie des contusions, nous l'avons fait ailleurs assez au long ; nous nous contenterons d'y renvoyer. Il peut se faire que l'enfant n'étant pas trop gros, les parties génitales soient trop étroites : c'est pour cette raison que les premiers accouchemens sont toujours suivis de contusions. 2°. L'impéritie des sages - femmes ou des jeunes accoucheurs peut donner lieu à ces accidens. Les uns et les autres ont l'habitude, en secourant une femme, de la toucher trop souvent ; ils manient continuellement la vulve, la pressent dans ses parties latérales, tandis qu'elle ne doit l'être que dans les inférieures : or, ces attouchemens, ces pressions répétées causent toujours contusion aux parties génitales. 3°. Les instrumens dont on est quelquefois obligé de se servir peuvent encore meurtrir les parties génitales. 4°. Enfin, certaines maladies, comme la pierre dans la vessie, des tumeurs dans le vagin, des brides, des callosités, produisent des contusions, et rendent la sortie de l'enfant plus difficile.

Symptômes.

Les effets primitifs sont ceux de la tumeur. Il y a donc tumeur, gonflement, lésion, chaleur plus ou moins considérable, selon le degré de la tumeur ; la partie est brune, pâteuse, souvent livide et blafarde : les secondaires sont l'inflammation du vagin, qui peut gêner la matrice, supprimer les vuidanges ; elle peut attaquer le canal de l'urèthre, et, dans ce cas, il y aura rétention d'urine, fièvre, et tous les symptômes qui l'accompagnent.

Diagnostic.

Il ne faut que des yeux pour connoître le lieu, l'étendue, la nature, l'intensité de la contusion : la femme est instruite elle-même; la cause en est évidente.

Prognostic.

Il diffère à raison du degré. La contusion légère n'est pas fâcheuse : si elle est considérable, il y a quelques dangers, à raison de la chaleur, de la douleur, de la tension, et de la fièvre qui y surviennent; quand elle est légère, elle se termine ordinairement par résolution : si elle est étendue, elle prend la voie de la suppuration, quelquefois même celle de la gangrène. D'ailleurs, ces parties se gangrènent, toutes choses égales, plus facilement que d'autres : 1°. parce qu'il y a dans ces parties un plus grand nombre de vaisseaux; 2°. parce que le tissu cellulaire y est plus abondant; 3°. parce qu'elles sont continuellement abreuvées de tous les sucs qui sortent de la vulve. La contusion du clitoris, en cas qu'elle arrive, seroit très-dangereuse, à cause de la sensibilité de cette partie. Lorsque la gangrène a lieu, la curation devient difficile, parce que l'état de la matrice gêne dans l'application des topiques propres à la détruire.

Curation.

Curation.

Les indications sont, 1°. de résoudre le sang et les liqueurs extravasées, de les faire rentrer dans les vaisseaux, en un mot de tenter la résolution; 2°. si elle est impossible, de conduire la contusion à suppuration, d'évacuer le pus, de l'empêcher de caver et de favoriser la cicatrice de façon à éviter la formation des brides. On remplit la première indication par un traitement interne et externe. L'interne consiste dans un régime exact; il doit être presqu'aussi sévère que dans une inflammation en règle : si la contusion est considérable, les boissons qui conviennent sont les mêmes que celles dont on se sert dans la couche. Quelques praticiens conseillent la saignée du bras; mais il ne faut y avoir recours que quand l'inflammation est portée à un haut degré, ou lorsqu'avec cette contusion considérable, les lochies se suppriment : il vaut mieux donner des lavemens minoratifs. Si la fièvre de lait est passée, on favorise les sueurs par les moyens que nous connoissons.

Le traitement externe consiste dans l'application des topiques. On se sert de l'eau d'orge, à laquelle on ajoute une petite pincée de marrube, d'aigremoine ou de miel rosat; on en étuve les parties cinq à six fois le jour, et on y applique un linge

doux, imbibé de la même liqueur : on emploie
encore un peu de safran infusé dans du gros vin,
ou la décoction de cerfeuil coupée avec le vin,
et on applique en cataplasme le cerfeuil, cuit et
haché. Si la tumeur est grande, considérable, on
peut faire usage de cataplasmes émolliens, qu'on met
entre deux linges, et qu'on renouvelle de quatre
en quatre heures. Chaque fois qu'on les lève, on
fait des embrocations avec l'huile de vers, de petits
chiens, de camomille, d'hypericum, d'amandes
douces. Il ne faut pas se servir des huileux et de
l'omelette, quand l'inflammation est portée au point
de menacer de gangrène ; car les huileux l'accélérent.
Avant d'appliquer les topiques, il faut couper les
poils qui embarrassent trop. Les petites contusions
cèdent facilement aux embrocations ; celles qui sont
considérables demandent l'usage des cataplasmes
émolliens, des omelettes. L'art consiste à savoir
manier à propos les émolliens et les résolutifs. Les
premiers enlèvent de la partie la phlogose ; les
seconds opèrent la résolution des sucs. Si, malgré
ces remèdes, la résolution ne peut se faire, et que
la suppuration prenne la place, il faut alors favoriser cette dernière : pour cet effet, on continuera
l'usage des cataplasmes émolliens dont nous venons
de parler ; on se servira de quelques onguens suppuratifs, par exemple, de celui de la Mère. Quand

l'abcès sera formé, que le pus sera manifeste, on l'ouvrira avec une lancette, toujours longitudina- lement, et jamais transversalement. Quand le pus est évacué, on fait quelques injections détersives pour nettoyer le fond de l'ulcère, dont le foyer est ordinairement à la partie inférieure et interne de la vulve; on panse avec le digestif ordinaire, et on ferme la cicatrice, de façon qu'elle soit bien faite, qu'elle ne défigure pas la partie, et sur-tout qu'elle ne puisse pas gêner le prochain accouche- ment. Quand, malgré nos soins, la gangrène sur- vient, que faut-il faire? On applique sur la partie gangrènée des compresses trempées dans l'eau-de-vie camphrée, ou dans l'huile de térébenthine; on panse plusieurs fois le jour : à chaque fois, on bassine la partie avec un mélange de cette eau, et de quelques décoc- tions amères et résolutives. Les scarifications ne peu- vent être que mauvaises dans un endroit où il y a tant de tissus cellulaires : d'ailleurs la nature se suffit à elle-même; elle fait tomber de larges escarres gan- greneuses, et nous donne à traiter un ulcère simple : dans ce cas, il faut empêcher que le vagin ne s'agglutine, et ne se ferme. On prévient ces acci- dens en pansant régulièrement l'ulcère trois, quatre fois par jour, et en mettant dans son fond un plumasseau trempé dans un détersif animé : on en- tretient la suppuration, on donne un lavement tous les jours, et on favorise la cicatrice. La femme

G 2

doit être couchée sur le côté, afin que ni les urines ni les lochies ne coulent sur la plaie.

Des déchirures.

Les déchirures sont communes dans les premiers accouchemens, dans ceux qui ont été longs, difficiles et laborieux, et dans lesquels on a été obligé de se servir d'instrumens; elles varient à raison de leur étendue, du lieu qu'elles occupent, et de leur ancienneté : elles sont donc légères ou considérables. Ces dernières demandent beaucoup d'attention; elles se font à la fourchette, au périné, aux grandes lèvres, aux nymphes, au vagin, à la vessie urinaire, soit dans son col, soit dans le canal de l'urèthre : on dit aussi que le clitoris se déchire; M. *Péan* en rapporte des exemples; cela paroît difficile : enfin les déchirures sont récentes et sanglantes, ou anciennes et calleuses.

La déchirure de la fourchette peut se borner à cette partie, ou bien gagner le périné, l'ouvrir même, et n'en faire avec l'anus qu'une seule et même ouverture. Il y a plus : on a vu le rectum déchiré de trois ou quatre travers de doigt de hauteur. La déchirure des grandes lèvres ne se fait qu'en travers. Les déchirures arrivent chez les femmes qui ont de l'embonpoint, chez lesquelles les lèvres sont fermes et rebondies; celles de la vessie, de son col et du canal de l'urèthre, n'ont ordinairement lieu qu'en vertu des contusions qui se seront terminées ou par suppuration ou par gangrène, en sorte qu'on peut les regarder plutôt comme secondaires que comme primitives. Enfin les femmes avancées en âge, qui, rebutées de garder leur virginité, sont affolées du mariage, sont fort sujètes aux déchirures, quand elles accouchent pour la première fois.

Causes.

La cause prochaine est la distension, la rupture des fibres qui n'ont pas pu assez prêter ; les causes éloignées sont toutes celles des contusions, mais portées à un point plus haut. Ainsi, l'étroitesse des parties génitales, la mauvaise position de l'enfant, la mauvaise manœuvre des sages-femmes, l'usage forcé des instrumens, la présence de la pierre dans la vessie, d'anciennes cicatrices mal faites, sont autant de causes propres à opérer la déchirure des parties génitales. Cet accident est communément la suite des accouchemens prompts, parce que ces parties ne peuvent prêter ainsi subitement ; il se fait moins une dilatation graduée qu'une distraction forte : on ne voit guères arriver de ces déchirures aux femmes qui ont été long-temps en travail d'enfant. Ces parties s'abreuvent, prêtent ; et si la distension ne peut être assez grande, ces parties se contundent plutôt qu'elles ne se déchirent.

G 3

Symptômes.

Les généraux sont la solution de continuité récente, mâchée, déchirée, l'élévation des lèvres de la plaie, d'abord l'écoulement du sang, puis du pus; les effets secondaires varient à raison de l'intensité de la déchirure : ainsi, la fièvre est considérable, les douleurs sont aiguës. Quand le clitoris est déchiré, les accidens sont plus violens que si c'étoit les grandes lèvres. Si la déchirure est faite à la vessie, soit au corps, soit au col, il y a incontinence d'urine; si le sphincter est intéressé, la femme ne peut retenir ses excrémens : elle est continuellement mal-propre; elle tombe par la suite dans le marasme et l'atrophie; elle périt.

Diagnostic.

La déchirure de ces parties est fort aisée à reconnoître; la vue suffit pour indiquer le lieu, l'étendue de la plaie et son ancienneté.

Prognostic.

Il diffère suivant le cas de la déchirure : par exemple, celle de la fourchette ou des grandes lèvres est de peu de conséquence; on la guérit avec facilité; celles même qui vont au milieu du périné se guérissent avec une sorte d'aisance : mais si elles s'étendent jusqu'à l'anus ; que le sphincter soit rompu, la femme ne peut plus concevoir; elle rend involontairement ses excrémens ; elle est à charge à elle-même, tant elle est dégoûtante; elle maigrit de plus en plus, et meurt au bout d'un certain temps. On a cependant vu des femmes robustes chez lesquelles les dernières fibres du sphincter, celles qui sont le plus près de l'anus, étant déchirées, reprenoient assez de force et de ressort pour se contracter, et s'acquitter elles seules de l'action du sphincter entier, enfin être capables, cinq à six mois après l'accident, de retenir les matières stercorales : mais si la déchirure monte jusqu'aux intestins, il n'y a plus absolument aucun remède.

Ce que nous venons de dire sur les déchirures du sphincter, de l'anus, doit s'entendre pour celles de la vessie urinaire et de son sphincter. Si la déchirure monte au-delà du col de la vessie, l'incontinence d'urine suit, et mène la femme au tombeau; elle périt dans l'atrophie et le marasme : si le col n'est pas absolument déchiré, les dernières fibres du sphincter peuvent acquérir assez de force pour tenir lieu du muscle entier ; mais le cas est tout-à-fait rare. Les déchirures du clitoris doivent être fâcheuses à cause des accidens qui suivent.

Curation.

La déchirure de la fourchette est légère, il ne

faut que rapprocher les cuisses l'une de l'autre pour mettre les lèvres de la plaie en contact, faire coucher la femme sur le côté, afin que les lochies ne coulent pas sur la plaie, et ne s'opposent pas à la formation de la cicatrice, et bassiner plusieurs fois le jour avec l'eau d'orge, d'aigremoine ou la décoction de rose de Provins, dans le vin coupé avec de l'eau commune ; on peut encore mettre en usage les digestifs simples, c'est-à-dire, la térébenthine, le jaune d'œuf, ou quelques huiles, telle que celle de camomille, d'hypericum, ou enfin des baumes naturels, de Canada, de Tollu, de la Mecque : en dix ou douze jours la guérison s'opérera. Si la déchirure va jusqu'au milieu du périné, mais qu'elle soit légère, le traitement est le même ; trois semaines suffisent pour former la cicatrice. Si cette même déchirure est profonde, ou bien qu'elle se porte jusqu'à l'anus, rarement le seul contact des parties suffit pour opérer la réunion : dans ce cas, on propose la suture comme étant le seul moyen qui puisse remédier à cet accident ; elle peut effectivement réunir les parties divisées. Elle se fait même d'une manière sûre, mais elle est excessivement douloureuse ; on la fait difficilement, elle se lâche même aisément à cause de la fonte du tissu cellulaire ; quelquefois aussi on ne peut porter l'aiguille assez avant, tant la déchirure est profonde : d'où je conclus qu'il faut la rejeter, s'il y a un autre moyen de guérir; mais malheureusement c'est le seul que nous ayons de certain. Quand la méthode proposée ci-dessus n'a nulle succès, il m'est arrivé quelquefois, rarement à la vérité, d'opérer la réunion des parties sans employer de suture, mais c'étoit chez des femmes jeunes et robustes. Pour cet effet, il faut pratiquer comme nous avons dit ci-dessus. Le corps doit être élevé; il ne seroit pas mal de faire même marcher la femme pour que la matrice pressât sur le petit bassin, et que, par ce moyen, les lèvres de la plaie se rapprochassent mieux : de cette façon la réunion peut se faire au bout d'un temps, long à la vérité; le mieux sans doute est de faire sur-le-champ la suture entrecoupée. On commence le premier point vers l'anus, et on finit le second vers la vulve; on noue le fil sur un peu de charpie ou de ruban roulé; on panse la plaie avec quelques baumes, par exemple, celui de copahu qui est très-bon, et on serre de temps en temps le fil pour rapprocher les lèvres de la plaie, qui se trouveroient bientôt écartées l'une de l'autre, à cause de la fonte qui survient au tissu cellulaire, comme nous l'avons dit. Si l'intestin avoit été déchiré, je conseille, outre la suture entrecoupée, la suture du pelletier; la première, pour réunir le périné, la seconde, pour coudre le rectum : mais cette seconde opération est bien délicate et fort difficile à exécuter; peu de femmes, ou, pour mieux dire, aucune ne voudroit se déterminer à la supporter , et vraisemblablement nous n'aurons jamais que la peine de la proposer : on en trouve peu qui veuillent seulement se laisser faire la suture du périné, pour se délivrer de l'état affreux dans lequel elles languissent.

Ce que nous venons de dire regarde les déchirures fraîches et récentes. Si elles étoient anciennes et calleuses , la manière de faire la suture est la même; mais, comme dans le bec-de-lièvre ancien, elles demandent une opération préliminaire : c'est le rafraîchissement des lèvres de la plaie , ou de la plaie même. La femme, dans le temps, a négligé la suture; ces parties se sont cicatrisées sans se réunir; la déchirure subsiste ; c'est un antre affreux , par lequel découlent l'urine et les excrémens , conjointement avec les menstrues. La femme mène une vie triste et languissante, son mari la dédaigne ; elle desire de se tirer de cet état effroyable, à quelque prix que ce soit ; elle a recours au médecin : peut-elle espérer quelques secours ? est-il quelques moyens pour rappeler cette femme , non-seulement à la vie , mais pour la rendre de nouveau agréable à son mari et propre à en recevoir les approches ? oui , la chirurgie nous en offre ; il sera douloureux pour la femme, long et fastidieux pour l'opérateur ; mais enfin la femme aura la satisfaction de passer, pour ainsi dire, à une nouvelle vie.

Si donc la cicatrice est ancienne , qu'il y ait déjà

plusieurs années que la femme ait eu cet accident, il n'y a pas d'autre moyen que de rafraîchir les bords de la plaie. Pour cet effet, on met la femme à genoux sur le bord de son lit, le tronc incliné en devant, de façon que les fesses avancent et fassent une saillie ; car l'opérateur doit travailler par derrière avec un bistouri : il lâche les callosités en faisant sur toute leur longueur des incisions, puis il applique une traînée de pierre à cautère ou de pierre infernale, se servant pour cet effet d'un emplâtre fenêtré : on contient l'appareil avec un bandage, et on attend pour le lever que l'escarre soit fermée ; l'escarre tombée, on entretient la suppuration, on traite l'ulcère à l'ordinaire, et quand les bourgeons charnus pullulent bien, on fait la suture comme nous l'avons dit : elle est extrêmement douloureuse ; mais il n'y a pas d'autre moyen pour remédier à ce mal.

Il nous reste à parler des déchirures du clitoris, des grandes lèvres et de la vessie. Quant à celles du clitoris, les auteurs recommandent l'application du baume d'Arceus, comme très-convenable à ces parties nerveuses ; celles des grandes lèvres se font en travers : il n'y a qu'à rapprocher les bords et bassiner avec de l'huile d'œufs ; la réunion se fera bientôt. Quand le col et le sphincter de la vessie sont déchirés, il s'ensuit une incontinence d'urine qui mérite d'être traitée spécialement. Nous examinerons dans cette matière si le seul canal de l'urèthre est rompu : s'il l'est, il suffit d'y introduire une algalie pour fournir une issue à l'urine, dont l'écoulement continuel empêcheroit la formation de la cicatrice ; on bassine la plaie comme les précédentes, et la réunion se fait.

De la suppression d'urine ou strangurie.

La suppression d'urine est encore un accident qui suit immédiatement l'accouchement; elle est ou totale ou partielle, grave ou légère, essentielle ou symptômatique ; elle est essentielle quand elle dépend d'un vice dans les reins; elle est au contraire symptômatique quand elle est une suite de l'accouchement.

Causes.

Celles de la strangurie essentielle sont celles de l'inflammation des reins, leurs obstructions, la présence des graviers, car il est évident que l'urine ne se filtrant pas dans les reins, ne peut s'évacuer. La strangurie symptômatique reconnoît pour cause la tuméfaction et l'inflammation de l'urèthre, ou, ce qui est la même chose, la contusion de cette partie: les causes éloignées sont donc celles de la contusion ; il est inutile de les répéter.

Symptômes.

Trois ou quatre heures après l'accouchement, la femme ressent des envies d'uriner, mais en vain ; il y a douleur et pesanteur dans la région de la vessie ; lorsque cette poche est pleine, l'urine sort par regorgement, et involontairement ; il vient bientôt fièvre, et tous les accidens qui l'accompagnent ; le ventre est élevé, tendu.

Diagnostic.

Il est facile [de reconnoître la suppressiou d'urine, la femme en instruira ; on sait d'ailleurs que l'accouchement a été laborieux.

Prognostic.

Ce seroit une mauvaise affaire pour une femme nouvellement accouchée, d'avoir la néphrétique ; car la plupart des remèdes indiqués, tels que les bains, par exemple, sont interdits. Si la suppression est symptômatique, la chose est bien différente, on enlève cet accident aisément.

Curation.

Le traitement est celui de la contusion : aussi fait-on boire abondamment quelque teinture en infusion ; on applique les cataplasmes émolliens, les omelettes, les huiles de vers, de camomille, de petits chiens; on saigne, si les douleurs sont considérables : au moyen de ces remèdes, le relâchement s'opère et l'urine coule ; mais si elle tardoit à couler, il ne faudroit pas attendre comme dans les autres suppressions ; il faudroit, au contraire, promptement sonder la femme, et, pour cela, on se sert du catheter droit. La femme est couchée sur le dos, les cuisses écartées et élevées vers le ventre ; on introduit la sonde dans le méat urinaire, d'où elle pénètre bientôt dans la vessie ; on la retient dans ce viscère au moyen de deux rubans passés dans ces anneaux, jusqu'à ce que la contusion soit tout-à-fait dissipée : pendant ce temps on a le soin de tenir l'orifice de la sonde bouchée avec un petit morceau de bois ou de linge, qu'on retire quand on veut que l'urine coule. Observons ici que le sédiment de l'urine s'incruste ordinairement sur la surface externe de la sonde, lorsqu'on la laisse trop long-temps dans la vessie sans la retirer, et qu'alors il est très-difficile de la tirer : ce qu'on évitera en la retirant de temps en temps pour la nettoyer.

Du diabète ou incontinence d'urine.

Il arrive souvent après l'accouchement une incontinence d'urine, qui dure quelquefois six semaines ; d'autrefois elle subsiste toute la vie, suivant les causes. Cet écoulement peut être grave ou léger, c'est-à-dire, l'urine peut couler en grande, ou petite quantité ; il peut être intermittent ou continuel. Il est des femmes qui sont bien averties du besoin qu'elles ont d'uriner, mais qui, malgré leurs efforts, ne peuvent retenir leurs urines ; il en est d'autres qui n'en sont pas averties, et chez qui l'urine coule sans qu'on s'en apperçoive, ou du moins que quand elles sont mouillées : cette maladie est récente ou ancienne ; enfin la constitution de la fibre ou l'état de la femme apportent quelques différences.

Causes.

L'incontinence d'urine des nouvelles accouchées reconnoît deux causes principales : 1°. l'atonie ou le défaut d'action ; la paralysie du sphincter de la vessie ; 2°. la déchirure de cette partie.

1°. L'atonie est presque toujours la suite des fortes compressions qui se sont faites sur le col de la vessie, lors de la sortie de l'enfant ; aussi cette sorte de paralysie a-t-elle été constamment précédée de contusion dans ces parties et de rétention d'urine : les causes très-éloignées seront donc celles de la contusion. La compression la plus ordinaire est celle que forme la tête de l'enfant, lorsqu'elle est restée long-temps sur la crête ou la symphyse du pubis. Cette pression occasionne en premier lieu, la contusion,

2°. suspend la circulation de l'esprit animal dans les nerfs qui vont se rendre au sphincter de la vessie; ce petit muscle tombe dans une espèce de paralysie, et se trouve hors d'état de resserrer le col de la vessie pour s'opposer à la sortie involontaire de l'urine.

2°. La déchirure du col de la vessie est une autre cause d'incontinence d'urine. Ou elle peut s'être faite pendant l'accouchement, ou bien être la suite d'une suppression, d'une escarre gangreneuse qui aura rongé les parties, ou bien le corps même de la vessie s'est déchiré pendant l'accouchement.

Symptômes.

Les effets secondaires de l'incontinence d'urine sont les cuissons, les démangeaisons épouvantables causées par l'irritation de l'urine, la tumeur œdémateuse des parties, produite par la macération et l'infiltration : d'ailleurs, les vaisseaux environnans perdent leur ressort, la sérosité transsude et tombe dans le tissu cellulaire ; la femme s'atrophie, devient pâle, languissante ; la peau devient molle et blefarde. Ces effets dépendent de ce que, dans l'état naturel, une partie de l'urine est resorbée, et rentre dans la masse des humeurs pour leur donner plus de fluidité, ou telle autre qualité : or, s'il y a un trou dans la vessie, l'urine coulant sans cesse, cette résorbtion ne peut plus avoir lieu : d'ailleurs, tous

les

les sucs se portent vers les reins, et ne peuvent servir à la réparation des pertes que fait le corps ; enfin, cette langueur augmente, la femme périt misérablement et dans une espèce d'acrimonie d'humeur, due sans doute à la copieuse évacuation qui se fait : sur la fin, il y a fièvre lente ou nerveuse, causée par l'irritation faite par les fluides sur les solides.

Diagnostic.

On connoîtra facilement ce mal, ses différences, ses causes ; et en effet il ne faut que des yeux pour s'assurer si le canal de l'urèthre ou même si le corps de la vessie sont rompus, si les parties sont œdémateuses, si la femme est dans l'atrophie.

Prognostic.

Il varie à raison de la cause. L'incontinence dépend-elle de la contusion précédente, du relâchement actuel du col et du sphincter de la vessie : le prognostic n'est pas fâcheux, et la femme sera guérie dans trois semaines ou un mois. Si, au contraire, elle dépend de la destruction des parties, le prognostic est alors très-fâcheux. Détaillons ces cas. Si le méat urinaire seul, ou même le canal de l'urèthre sont fendus, on peut espérer la cure ; mais si la déchirure se porte au-delà du sphincter, il n'y a plus de guérison radicale à espérer ; mais

Tome II.   H

tout au plus une cure palliative. On a cependant vu
des femmes chez lesquelles il restoit quelques fibres
du sphincter, parvenir enfin à pouvoir garder leurs
urines après six mois ou un an d'incontinence ; mais
ces fibres s'étoient fortifiées au point de former un
autre sphincter : enfin, si le corps de la vessie est
rompu, il n'y a absolument aucun remède ; la
femme devient insupportable à elle-même, dégoûte
son mari, ne peut plus jouir de ses embrassemens,
et tombe dans le marasme, l'athropie, meurt de
langueur et de fièvre lente.

Curation.

Il y a ici deux sortes de traitemens, celui de
l'atonie ou relâchement du sphincter, et celui de sa
rupture. 1°. Quand il s'agit du relâchement, il faut
attendre presque tout de la nature ; mais on favorise son action en donnant du ton, du jeu, du
ressort aux fibres relâchées du sphincter, et les
remèdes internes font peu de chose dans ce cas ;
il faut en venir tout de suite aux fomentations,
aux ablutions toniques, aromatiques et fortifiantes :
on observera seulement d'avoir égard aux lochies,
si on est appelé de bonne heure ; mais si elles sont
écoulées, on ira plus hardiment. Dans le premier
cas, on emploie les décoctions d'aigremoine avec
le miel rosat, ou de marrube, ou de menthe, ou
bien le vin aromatique du codex, ou l'eau de

myrthe. On évite les astringens trop acerbes, de crainte qu'en crispant les fibres ils ne suppriment les vuidanges; on bassine la vulve avec ces décoctions, de trois heures en trois heures, et on y applique des linges imbibés de la même liqueur : communément la femme retient ses urines au bout de quinze jours ou trois semaines d'usage de ces remèdes. Si, passé ce temps, le mal persiste, et que l'écoulement des lochies soit supprimé, c'est-à-dire, terminé, on purgera la femme avec de légers hydragogues, et on viendra aux astringens plus forts que les précédens, aux décoctions décrites ci-dessus; on ajoutera la renouée, l'alun, le vitriol de mars, à petites doses; on continuera les ablutions, et le mal se dissipera bientôt.

2°. L'incontinence de l'urine dépendant de la rupture du conduit excréteur de l'urèthre, elle présente plusieurs cas à examiner : 1°. le seul canal de l'urèthre est fendu; 2°. la déchirure se porte sur le col de la vessie; 3°. le corps de la vessie est rompu. Examinons tous ces cas.

1°. Le canal de l'urèthre est rompu. Il y a encore deux cas à considérer. Si la plaie est récente, on met dans le canal une algalie, autour de laquelle on met un emplâtre de diachilon ou de diapalme, et on le maintient au moyen d'une soie qui se perd dans la longueur, afin de ne former aucune inégalité : on place donc l'algalie pour faire donner passage aux urines, qui empêcheroient la cicatrice de se former ; elle doit y rester tout le temps du traitement : on la bouche, comme nous l'avons déja dit, et on la débouche quand la femme veut uriner ; on la retire de temps en temps pour la nettoyer et changer l'emplâtre. Pendant tout ce temps, on panse la plaie avec quelques huiles, quelques baumes ou digestifs : la réunion se fait bientôt, et les choses se rétablissent dans leur état naturel. Mais quand la déchirure est ancienne, il faut rafraîchir les bords de la plaie, en y passant la pierre infernale, ou en les touchant avec un pinceau chargé d'eau mercurielle ; on excite par ces caustiques une inflammation, suivie de suppuration, et on traite comme dans le cas des plaies récentes.

2°. Si la rupture a été portée au-delà du sphincter, il y a encore deux cas à considérer : ou l'accident est nouveau, ou il est ancien. Dans le premier cas, il faut avoir recours à l'algalie, procéder de la façon que nous avons donnée ci-dessus. On humecte souvent les bourgeons charnus avec l'huile d'hypericum, de vers, de camomille, etc. ; le baume d'Arceus est encore excellent : on laisse long-temps l'algalie, et par son secours on opère la réunion des parties et la revivification du sphincter, si on peut se servir de ce terme ; mais il ne faut pas toujours s'en flatter. Dans le second cas, il n'y a absolument aucune guérison radicale à attendre, car on ne peut pas rafraîchir les bords de la plaie : dans un endroit si profond, on ne peut porter les caustiques jusqu'au fond. Reste donc la cure palliative. On fait à cet effet un pessaire ovale, percé d'un trou capable d'admettre le doigt ; on le trempe plusieurs fois dans la cire blanche à demi-fondue, de la façon dont on fait les bougies, pour lui former un enduit lisse, et qui ne puisse contracter aucune union avec l'humeur qui humecte le vagin ; enfin, on attache un morceau d'éponge fixe à l'un des deux bouts, de la grosseur du pouce ; on la place comme il convient. Pour que le pessaire tienne, il faut qu'il entre de force ; on l'introduit, et quand il a passé la vulve, on le tourne et on le rabat de façon que l'une des extrémités du grand diamètre de l'ovale soit appuyé sur le pubis, et l'autre sur le bourlet que forme la four-chette ; l'éponge se gonflera bientôt, s'élévera entre l'ouverture, et la bouchera assez exactement pour empêcher l'urine de couler.

3°. Le corps de la vessie est rompu : ce cas est absolument incurable ; l'urine qui coule sans cesse empêche la réunion des parties : on ne peut que pallier le mal. Pour ce a, j'ai imaginé d'employer un pessaire semblable au précédent, dont l'ouver-ture est moindre, portant, d'un côté, une éponge plus grosse, et, de l'autre, un petit sac de cuir, garni d'une virole d'or ou d'argent : on l'introduit de force, de façon que l'éponge s'aille adapter à l'ouverture de la vessie. Cette éponge étant imbibée, bouhce le trou, et l'urine filtrant à travers, coule par le canal longitudinal dans le petit sac, d'où on peut la tirer en ouvrant la virole de temps en temps.

Du renversement de la matrice.

La matrice est renversée quand son fond vient sortir par son orifice interne, à peu près de la même manière que le doigt d'un gant qu'on retourne. Il faut bien distinguer le renversement réel de la matrice d'avec la descente. Ces deux objets sont très-embrouillés chez les auteurs ; ils regardent le premier comme très-dangereux : pour moi, je ne l'ai jamais vu. J'ai, au surplus, consulté de vieux accoucheurs sur cet objet ; tous m'ont assuré ne l'avoir jamais rencontré dans leur pratique : d'où je conclus que si le renversement de la matrice a lieu, il doit être très-rare ; j'ajoute même que c'est un être de raison, et que tout ce que les auteurs ont pris pour pareil renversement n'est que la simple descente qui arrive par le renversement du vagin. Nous allons néanmoins parler du renversement susdit, non d'après ma propre expérience ni celle des praticiens de nos jours, mais d'après l'attestation des auteurs qui disent l'avoir vu ou cru voir : or , selon eux , le renversement varie à raison de son intensité , du temps où il arrive, et des causes qui le produisent. A raison de son intensité, il est total ou partiel ; total, quand tout le fond de la matrice sort de la vulve ; il est au contraire partiel, quand le fond de ce viscère ne sort point du vagin. A l'égard du temps , c'est ordinairement pendant l'accouchement que l'accident arrive ; quant aux causes, nous allons les détailler.

Causes.

Ce sont tous les auteurs qui ont traité cette matière qui parlent ici. La déterminante est l'impéritie, la mal-adresse des sages-femmes ou de l'accoucheur, qui, dans la délivrance, tirent sur le placenta avec force au moyen du cordon , sans porter la main dans la matrice ou sur le pubis, comme nous l'avons recommandé. Les causes éloignées sont le relâchement du tissu de la matrice et de ses ligamens, qui, abreuvés par une abondante sérosité , se relâchent au point de ne pouvoir résister aux efforts que fait l'accoucheur pour délivrer la femme.

Symptômes.

Selon les auteurs , les symptômes sont terribles : le ventre se tuméfie énormément, la matrice s'enflamme , les vuidanges se suppriment : il y a douleur aiguë , fièvre considérable ; on voit au dehors des parties génitales une tumeur rouge , lisse et polie , qui sort par la vulve ; enfin la femme meurt, si elle n'est pas promptement secourue. Le caractère de cette tumeur lisse et polie me feroit croire que tous les auteurs qui parlent de ce renversement de la matrice ne l'ont jamais vue ; car l'intérieur de ce viscère, loin d'être lisse et poli après l'accouchement, est au contraire raboteux et inégal, et ces inégalités sont dues au nombre des cordons qui existoient dans ce temps.

Diagnostic.

Il est fondé sur les effets que nous venons de rapporter.

Prognostic.

Il est très-fâcheux , puisque la femme meurt en très-peu de temps , si elle n'est secourue ; d'ailleurs les accidens qui suivent cet état sont terribles : ce sont , selon les auteurs, l'inflammation , la suppuration , la gangrène même de la matrice.

Curation.

Ils conseillent de réduire promptement la matrice. Pour cet effet, on place la femme en travers sur le bord du lit , les fesses plus élevées que les épaules , les cuisses écartées et élevées. Dans cette situation on introduit la main , alongée et huilée ou couverte d'un longe fin, dans le vagin ; on repousse le fond de la matrice par son orifice. Quand on a vaincu cet obstacle, on écarte les doigts pour faire reprendre à ce viscère sa concavité naturelle, et lui donner plus d'expansion ; on laisse la main jusqu'à ce qu'il vienne une douleur qui resserre et réunisse ce viscère ; on l'excite même en y injectant une décoction d'aigremoine, dans laquelle on fait infuser le safran, ou bien on y ajoute un peu de vin. Cette injection fait beaucoup de bien, dégorge la matrice, et lui redonne sa fermeté ; les vuidanges se suppriment bien certainement ; et, dans ce cas, on met en usage le traitement propre à la suppression des vuidanges, traitement que nous expliquerons dans la suite.

Voilà ce que les auteurs ont dit sur le renversement de la matrice, ou sur ce qu'ils ont pris pour tel ; mais ce qu'ils ont effectivement vu, et ce qu'ils ont pris pour le renversement de la matrice, n'est, suivant moi, que la descente de cet organe.

De la descente de la matrice ou du renversement du vagin.

La descente de la matrice est la sortie de ce viscère hors de la vulve ; elle n'arrive jamais que le vagin ne soit auparavant renversé : pour lors il entraîne la matrice avec lui ; mais ce viscère descend dans son état et dans sa position naturelle , de façon que son orifice interne paroît à l'extérieur, pend entre les cuisses et est placé au milieu de la tumeur. Ruysch n'a vu qu'une seule fois cet accident ; pour moi, je l'ai rencontré deux fois : l'une des femmes qui avoit cette maladie étoit de Paris ; la descente étoit grosse comme la tête d'un adulte.

Le renversement du vagin est total ou partiel ; la partie postérieure de cette gaine peut se relâcher au point de sortir par la vulve, et de former une tumeur grosse comme le poing : dans ce cas, il n'y a pas de descente de matrice, mais le renversement du vagin est total. Quand toute sa masse s'est reployée et est sortie par la vulve, elle a entraîné la matrice : cet accident peut être encore ancien ou récent.

Causes.

Celle de la descente de la matrice, c'est le renversement total du vagin. Les causes de ce renversement seront donc les causes éloignées de la descente de la matrice : or les disposantes sont l'excessif relâchement des parois du vagin opéré par une longue et abondante évacuation de fleurs blanches; des lochies, et des envies fréquentes d'aller à la selle. Les causes déterminantes sont des efforts, de quelque nature qu'ils soient. Les efforts peuvent venir de la part de la mère, ou de l'accoucheur, qui aura mal manœuvré lors de l'accouchement , ou bien la tête, les épaules auront resté long - temps au passage ; le vagin aura été contus , et cette contusion dissipée , il sera tombé dans une atonie parfaite ; et son propre poids suffit pour le faire tomber , et entraîner la matrice après lui.

Symptômes.

Dans le renversement total du vagin il y a renversement de la matrice ; on voit donc une tumeur plus ou moins grosse suivant le degré de la descente ; cette tumeur est ovale , lisse et polie , puisque c'est l'intérieur du vagin qui paroît à nud , et qui forme le sac dans lequel la matrice est renfermée ; on voit à droite ou à gauche , en devant ou en arrière , l'orifice de la matrice , par lequel sort le sang des règles : les effets secondaires sont le tiraillement de l'estomac , la perte d'appétit ou le vomissement , douleur et inflammation. Si on irrite les parties , si la sortie du vagin est partielle , on voit une tumeur indolente , médiocre , blanche , molle , qui rentre facilement , qui ressort de même ; la matrice ne descend pas alors , et on ne voit pas son orifice.

Diagnostic.

Ces deux cas sont fort aisés à reconnoître : il faut seulement prendre garde de ne pas confondre la descente partielle du vagin avec la hernie, qui se fait quelquefois par la vulve ; on sait que le rectum et la partie postérieure du vagin sont accollés, et qu'il y a entre deux une cavité : or les intestins peuvent se nicher dans cette fosse, passer sur la partie postérieure du vagin, l'obliger même à sortir de la vulve. Dans ce cas, la tumeur seroit une vraie hernie qui se feroit par les parties génitales. Les causes de la descente de la matrice sont faciles à connoître ; il faut aussi s'informer de ce qui a précédé.

Prognostic.

La descente de la matrice n'est pas un objet extrêmement fâcheux, à moins qu'elle ne soit énorme. La femme peut vivre avec cette incommodité ; elle ne peut plus, il est vrai, recevoir les embrassemens de son mari. Si on la laisse dans cet état, il n'y a pas de guérison à espérer ; si la descente est ancienne, on ne peut que la pallier ; si elle est récente, que la femme soit jeune, robuste, les parties pourront prendre assez de vigueur pour se soutenir d'elles-mêmes : mais malheureusement cet accident n'arrive qu'aux personnes avancées en âge, et qui ont eu plusieurs enfans.

Curation.

Lorsque le mal est récent, on réduit promptement la tumeur, puis on bassine la partie avec des spiritueux, si les lochies coulent encore, et avec des astringens, si elles ne coulent plus. On laisse la femme douze ou quinze jours au lit pour lui donner du repos ; et, si elle ne va pas à la selle tous les jours, on lui fait donner un lavement : il relâchera un peu, à la vérité, mais ce relâchement momentané fera moins de mal que les matières qui seroient retenues dans le rectum, lesquelles pourroient exciter des efforts très-considérables pour être chassées au-dehors. Quand les lochies ne coulent plus, on se sert de décoctions astringentes, du sumac, de pervenche, de mille-feuilles, de sauge, de glands de chêne, de bistorte ; on ajoute à la décoction un peu d'alun commun ; on en bassine les parties, et on introduit dans le vagin un linge imbibé de ces liqueurs. Les remèdes internes doivent tendre à resserrer la fibre ; mais il n'en faut pas faire un trop long usage : les eaux minérales ferrugineuses conviennent aussi beaucoup. Pendant tout ce temps, la femme ne doit pas user de lait, ni de relâchans. Si elle observe tout ce que nous venons de dire, qu'elle soit jeune et robuste, la descente se guérira vraisemblablement ; elle aura encore à éviter par la suite les aqueux et les relâchans, de quelques espèces qu'ils soient ; elle fera usage du vin : si ces remèdes ne réussissent pas, ou que le mal soit ancien, il n'y a que la cure palliative à tenter.

Ainsi, après avoir réduit la tumeur, on se sert de pessaire, de linge fin pour le contenir; on le laisse ovale, en lui donnant quatre ou cinq travers de doigt sur son grand diamètre, et trois sur son petit, un demi-travers de doigt d'épaisseur; on le creuse dans son milieu, et on ferme la petite ouverture avec une grille. Pour empêcher que le vagin ne descende par cet endroit, il faut tremper le pessaire plusieurs fois dans la cire blanche fondue, comme nous l'avons dit plus haut. On peut encore faire des pessaires d'or ou d'argent; mais ceux de linge sont préférables à cause de leur légèreté : on les fait toujours un peu plus larges que le vagin, afin qu'ils soient fermement assujettis. Lorsque la tumeur est réduite, on met le pessaire; on le détourne quand il a passé le détroit de la vulve, et on le place comme il convient; on le retire de la même façon tous les six jours pour le laver, ou bien quand le mari veut remplir les devoirs du mariage. La femme doit rester au lit les sept ou huit jours qui suivent l'application du premier pessaire, si elle veut qu'il tienne, parce que les parties auront le temps de revenir sur sa circonférence, et la saisiront exactement. Observons, avant de finir, que certaines femmes ont été guéries de descente de matrice par une grossesse et un accouchement subséquent : ce cas est rare, à la vérité.

De la chûte du fondement.

La chûte du fondement, comme celle du vagin, vient du relâchement du tissu de cet intestin : cette maladie est assez commune aux femmes d'un tempérament humide, qui ont accouché avec difficulté : elle est totale ou partielle ; elle s'est faite immédiatement après l'accouchement, ou quelques jours après, comme le quatrième ou cinquième jour.

Causes.

Ce sont celles qui produisent descente de la matrice : ainsi, le relâchement des parties environnantes dispose à ces accidens, et les grands efforts que fait la femme pour mettre son enfant au monde le déterminent : il arrive sur-tout quand le rectum étant plein de matières stercorales lors de l'accouchement, on n'a pas eu l'attention de donner un lavement auparavant.

Symptômes.

On voit une tumeur qui a la figure d'une couronne, et au milieu de laquelle est un trou par lequel sort une humeur puante, qui est filtrée par les follécules des glandes sébacées, qui sont nichées dans les plis que forme communément le commencement du rectum. La circonférence de la

couronne est frangée, inégale, raboteuse; elle fait
de la douleur.

Diagnostic.

On connoît aisément la chûte du fondement;
on voit si elle est totale ou partielle : dans le premier cas, il y a un bourlet; dans le second, il
n'y en a pas.

Prognostic.

Cet état n'a rien de fâcheux, si on s'en apperçoit
d'abord : le fondement est sujet à retomber, mais
on le remet facilement.

Curation.

Il faut faire la réduction de l'intestin le plutôt
possible. Pour cet effet, on le bassine avec du
vin tiède ; on le couvre de linges imbibés de la
même liqueur ; on insinue l'index, en passant le
linge dans l'ouverture qui se trouve au milieu de
la couronne, et qui est celle de l'anus ; on réduit
peu à peu, en tournant le doigt; la réduction faite,
on retire le doigt, en laissant le linge un petit
moment. On maintient le rectum réduit, en appliquant sur le fondement un linge trempé dans le
vin aromatique, ou dans quelques décoctions astringentes, et on bande le tout. Communément
tout se tient dans cet état; mais si la chûte du
rectum dure depuis cinq ou six jours, l'intestin,
quoique

quoique très-réduit, retombe souvent. Comme les lochies sanglantes sont alors terminées, on peut mettre dans l'anus un suppositoire stimulant ; mais rarement on est obligé d'en venir à ce moyen, à moins que la femme ne soit d'un tempérament humide et lâche.

Des hémorrhoïdes.

Nous avons déja parlé de cette maladie ailleurs et de ses causes : nous observerons seulement ici que ces tumeurs ne paroissent guère qu'après la fièvre de lait, qu'elles sont sèches, mais fort douloureuses. Le traitement est celui que nous avons proposé avant l'accouchement : il faut, dans le cas présent, exposer la partie plus souvent aux vapeurs de décoctions émollientes ou de lait chaud. Si elles sont extrêmement douloureuses, on applique dessus un onguent composé avec le populeum, l'opium et le jaune d'œuf : on fait d'abord dissoudre l'opium dans le jaune d'œuf, puis on leur unit le populeum : cet onguent calme d'abord. On évite avec soin les narcotiques à l'intérieur, à cause de l'excrétion qui se fait par la vulve ; on interdit toutes les tisanes, drogues et remèdes inconnus, parce qu'il est impossible d'en calculer les effets, puisqu'on ne connoît pas leur composition.

Des hernies.

Nous avons traité cet accident précédemment, et nous ne dirons ici que ce qu'il convient de faire particulièrement après l'accouchement.

Les hernies ventrales sont les plus communes ; il faut les réduire aussitôt que l'enfant est sorti. La réduction opérée, on applique sur la partie l'emplâtre *contrà rupturas*, du codex, et par-dessus des compresses graduées, qu'on assujettit au moyen d'un bandage. On se comporte de même pour les hernies de l'aine ou de quelques autres endroits.

Après les couches, il est avantageux de faire porter une pelotte sur le lieu affecté, soutenue par le bandage élastique, pendant six mois : par ce moyen, on affermit les parties, on prévient le retour de la hernie. La femme garde un régime stimulant, évite les relâchans, les efforts ; elle peut aussi faire usage du remède du prieur de Cabrierres, si utile dans toutes les hernies : c'est l'esprit de sel.

Des tranchées.

Les tranchées sont des douleurs semblables à celles de l'enfantement, que les femmes éprouvent douze ou quinze heures après l'accouchement, et qui quelquefois durent jusqu'au deuxième ou troisième jour : on les appelle en latin *dolores post partum*, et en français, *douleurs après l'accouche-*

ment ; elles prennent tantôt plutôt, tantôt plus tard. Il est d'observation que plus une femme a eu d'enfans, plus elle est sujette aux tranchées ; que plus le travail est long, plus elles sont fortes : quelquefois elles ne se font sentir qu'au bout de vingt-quatre heures, mais rarement. Les tranchées varient encore, à raison de leur intensité : les unes sont fortes, et empêchent le sommeil ; les autres sont légères et supportables. Les femmes qui accouchent heureusement ont peu ou point de tranchées ; enfin les causes et les effets peuvent encore apporter quelques différences.

Causes.

Les causes des tranchées ont toujours été très-obscures. Mauriceau a cru qu'elles dépendoient des flatuosités enfermées dans la cavité de la matrice, et du tiraillement des ligamens de ce viscère ; mais il s'est trompé. Ambroise Paré n'a pas été plus heureux. Radler pense qu'elles dépendent d'une contraction irrégulière et inégale dans différentes parties de la matrice ; car il dit : *Si un point se contracte, tandis que l'autre reste en repos, il se fait nécessairement des brides, des tiraillemens qui donnent lieu aux douleurs en question.* Mais ce sentiment est établi sur une supposition fausse ; car il est certain que la matrice se contracte irrégulièrement, ajoute-t-il : ce qui n'est pas vraisemblable.

D'autres ont comparé la matrice en contraction à un muscle contus, lassé, fatigué : ils ont dit que de même qu'un pareil muscle ne peut se contracter sans douleur, de même aussi la matrice, qui est, pour ainsi dire, excédée par le long travail qu'elle vient d'essuyer, ne peut se resserrer et se contracter sans de vives douleurs : et ce sont ces douleurs qui causent ces tranchées. On ne peut admettre cette idée ; car avec elle on ne peut expliquer le retour périodique des tranchées, puisque si la matrice est dans un état de phlogose, elle doit souffrir continuellement. Radler a cependant rencontré juste, quand il dit que la matrice se contracte pendant la tranchée ; mais il n'a vu qu'une partie du phénomène : ce n'est pas de la contraction que dépend la douleur. La matrice se contracte effectivement, on ne peut en douter : car 1°. on la sent fuir et se plonger dans le petit bassin pendant la douleur ; 2°. si on introduit encore deux doigts dans la cavité de la matrice, ils sont fortement comprimés ; 3°. la matrice, après chaque tranchée, chasse une grande quantité de lochies, d'où nous devons conclure qu'elle se contracte. Cette thèse posée, voici mon sentiment.

Je dis que le mécanisme de la tranchée est semblable à celui de l'enfantement, ou des douleurs de cette opération : la cause en est la même, comme les douleurs et les tranchées dépendent de la dilatation de l'orifice de la matrice ; et voici comment il faut concevoir la chose. Si l'orifice de la matrice se resserre brusquement après l'accouchement, le sang qui coulera de ce viscère ne pourra sortir librement ; il s'arrêtera à l'orifice de la matrice, y séjournera, s'y coagulera, y formera des caillots : or ces caillots sont des corps étrangers ; ils irriteront par leur présence la matrice, la gêneront. Ce viscère, trop agité, trop irrité, cherchera à se débarrasser de la cause qui l'irrite ; il se contractera pour cet effet avec force, afin de chasser de sa cavité les caillots en question. Mais l'orifice se trouve plus resserré qu'il ne doit l'être ; il est donc obligé de se dilater, de se r'ouvrir ; et c'est de cette dilatation forcée que naissent les tranchées ; en un mot, il se fait un nouveau travail : tel est mon sentiment. Je ne le donne pas comme une hypothèse forgée dans mon cabinet, mais comme une opinion sûre et certaine, fondée sur la structure des parties, et qui cadre avec tous les phénomènes. Ce sentiment explique, 1° pourquoi le retour des tranchées est périodique ; car le premier caillot sorti de l'orifice, la matrice se resserre en proportion de la dilatation qu'elle a soufferte de nouveau : le sang coulera du fond de la matrice, se coagulera et formera un nouveau caillot. Voilà donc un nouveau corps étranger. Alors une nouvelle irritation doit se faire, une nouvelle contraction doit se faire sentir à la matrice : seconde dilatation de la part de l'orifice ; conséquemment de nouvelles douleurs vont avoir lieu. Ce second caillot chassé, il s'en formera un troisième, un quatrième, et ainsi de suite. 2°. Après chaque tranchée les lochies coulent abondamment : c'est qu'il vient de se faire, en vertu de la contraction de la matrice, un copieux dégorgement des sucs contenus dans son parenchyme. 3°. Les femmes qui ont eu un accouchement long, laborieux et difficile n'ont pas de tranchées ; c'est que la matrice s'est fortement et long-temps contractée sur le corps de l'enfant pour le chasser. En se contractant ainsi, elle en a acquis l'habitude ; l'orifice, à force de se dilater, est tombé dans une sorte d'atonie ; il se resserre foiblement, et avec une sorte de difficulté ; il est comme béant : de là vient que le dégorgement de la matrice se fera sans interruption ; il ne se formera aucun caillot, aucune contraction de la matrice, et par conséquent point de douleur. 4°. Les femmes qui ont eu un accouchement prompt, heureux en apparence, et, pour ainsi dire, momentané, sont attaquées de vives douleurs et de longues tranchées. Ce phénomène s'explique aisément par le contraire des cas précédens. 5°. Le troisième, le quatrième et le cinquième accouchement sont toujours suivis de tranchées plus ou moins vives, plus ou moins longues : c'est que, pour l'ordinaire, les derniers accouchemens sont plus aisés, plus prompts et plus heureux que les premiers.

Symptômes.

Les tranchées se font sentir dans la région de la matrice, puisque ce viscère en est le siége ; elles prennent par intervalle : nous en savons la raison. Elles commencent au nombril et finissent vers le siége, comme les douleurs de l'enfantement : c'est qu'elles ont le même but, c'est-à-dire qu'elles vont à chasser un corps étranger renfermé dans la matrice. Elles se font sentir douze à quinze heures après l'accouchement ; c'est qu'il faut du temps à l'orifice pour se resserrer, et aux caillots pour se former. Si pendant la douleur on porte la main sur le pubis, on sent la matrice fuir et disparoître, et après la douleur il sort du sang caillé : on en sait la raison. Si les sueurs percent abondamment, les tranchées diminuent beaucoup : c'est que cette excrétion détourne une grande quantité des sucs qui se portent à la matrice.

Diagnostic.

Il consiste à savoir distinguer les véritables tranchées de certaines douleurs de coliques qui peuvent attaquer les femmes dans ce temps, ou de certaines douleurs qui dépendent de la suppression des lochies, et qui annoncent des dépôts ; mais il sera fort aisé de distinguer cet objet, si l'on fait attention que les tranchées prennent douze ou quinze heures après l'accouchement, que le ventre fuit, s'écrase pendant la douleur, au lieu que les fausses tranchées ne prennent que le quatrième, cinquième ou sixième jour. Les vraies tranchées ne sont pas continuelles ; elles prennent par accès, au lieu que les fausses sont permanentes et accompagnées de fièvre ; les femmes se trouvent sèches après leurs effets, au lieu qu'elles se trouvent mouillées à la suite de chaque tranchée vraie : les véritables tranchées peuvent être réunies avec les fausses ; pour lors il y a complication.

Prognostic.

Les tranchées modérées n'ont rien de fâcheux ; elles sont favorables, puisqu'elles occasionnent le dégorgement de la matrice. Si elles sont extrêmement vives, et cela arrive quelquefois, elles donnent de l'humeur aux femmes, causent la fièvre, l'insomnie, rarement les convulsions : ces douleurs n'admettent pas de remède. Il en est ici, comme dés douleurs de l'enfantement, qu'on ne peut pas enlever ; il seroit même contre l'ordre naturel de guérir les tranchées, ou du moins de le tenter. Les douleurs qui arrivent le quatrième, cinquième ou sixième jour de l'accouchement, avec les symptômes que nous avons détaillés, sont fâcheuses, parce qu'elles annoncent un retour de tranchées, qui ne peut se faire sans que la femme coure quelques risques ; elles supposent toujours une excrétion mal faite , comme une sueur répercutée , un lait grumelé , qui se porte vers la matrice : ces fâcheuses douleurs demandent donc beaucoup d'attention de notre part.

Curation.

On ne peut ni on ne doit guérir les tranchées , puisqu'elles favorisent une excrétion utile et nécessaire. Certains auteurs ont cependant proposé des narcotiques : on feroit un très-grand mal de les donner , car les remèdes s'opposeroient directement aux vues de la nature , en empêchant le dégorgement de la matrice. On sait que l'opium engourdit les fibres , suspend les excrétions : n'usons donc pas des narcotiques pour guérir les tranchées. Mais si elles sont extrêmement vives , elles causent fièvre, insomnie , convulsion même : dans ce cas , il faut se servir d'antispasmodiques , joints aux emménagogues. Ainsi on donne quelques gouttes de teinture de castor dans une ou deux cuillerées de fleur d'orange , ou de matricaire, ou d'armoise ; on fait boire une légère infusion de safran ; on favorise la sueur , en donnant une vertu diaphorétique à la boisson : pour cet effet, on ajoute à l'infusion de safran la scorsonère , la scolopendre. Pendant ce temps, on fait usage de certains topiques ; on ordonne à la garde de frotter à nud le ventre vers la région du pubis ; mais il faut que la main soit bien chaude. Les frictions font que la matrice se contracte plus fréquemment. On peut charger la main avec laquelle on frotte d'un peu d'huile d'hypericum ; de vers, de rose, de camomille. On fait avec ces huiles des embrocations ; on peut même appliquer sur le ventre une flanelle trempée dans ces huiles ; enfin, on donne des lavemens émolliens, aiguisés d'une petite pointe d'emména-gogues et d'antispasmodiques : ainsi, dans la décoction de mauve, de guimauve, de pariétaire, on met un peu de mélisse, d'abrotanum ou d'aurone mâle, un peu de teinture de castoreum. Tous ces remèdes soulagent au moins la femme ; et le troisième ou quatrième jour arrivant, les tranchées cessent d'elles-mêmes.

Si l'on étoit instruit, avant l'accouchement, que la femme est sujette aux tranchées, on pourroit les prévenir. Pour cet effet, on saigne la femme de temps en temps pendant sa grossesse ; on tire de même trois palettes de sang pendant le travail, et on retarde un peu l'accouchement, pour qu'il ne soit pas trop précipité. Quand la femme est accouchée, on la laisse long-temps sur le lit de misère, afin que la matrice ait le loisir de se bien dégorger : par ce moyen, on prévient la formation des caillots, et on pare à la cause de la maladie.

Les sages-femmes ont coutume de donner, après que la femme est accouchée, une potion faite avec l'huile d'amandes douces, le syrop capillaire et le syrop de limon, dans l'idée de prévenir les tranchées. Ce moyen est au moins inutile.

De la perte de sang.

L'évacuation sanguine qui se fait immédiatement après l'accouchement doit diminuer peu à peu ; mais si elle augmente au lieu de diminuer, elle dégénère en ce qu'on appelle *perte*, qui est l'accident le plus terrible qui puisse arriver à une femme nouvellement accouchée. La perte peut venir pendant ou peu après l'accouchement, ou le deuxième ou troisième jour après. Cette première différence mérite d'être observée ; car la perte qui suit immédiatement l'accouchement est toujours mortelle si elle est abondante. Cette maladie diffère encore à raison des causes, de l'intensité, du tempérament, de l'âge : elle peut donc être abondante ou petite, attaquer une femme avancée en âge ou une jeune. Il est d'observation qu'une femme avancée en âge y est plus sujette qu'une jeune ; que celle qui est pléthorique, jeune et vigoureuse, y est aussi plus sujette que celle qui est foible.

Causes.

La cause prochaine est l'ouverture des vaisseaux utérins ; ce qui arrive quand la matrice ne peut revenir sur elle-même. Il y a, comme nous l'avons prouvé ci-devant, une communication intime entre le placenta et la matrice, laquelle se fait de vaisseau sanguin à vaisseau sanguin ; donc, si les vaisseaux sanguins restent ouverts, si le sang continue à y être poussé, il coulera sans interruption, et la perte existera : or tout ce qui empêche la matrice de revenir sur elle-même, sera cause éloignée de cet accident. Nous en reconnoissons trois principales : la présence d'un corps étranger dans la matrice, l'atonie de ce viscère, le grand abord du fluide sanguin vers les vaisseaux utérins. Détaillons ces objets : 1°. les corps étrangers renfermés dans la matrice la tiennent dilatée : or la matrice ne peut être ainsi développée que l'orifice des petits vaisseaux dont sa cavité est tapissée ne soit béant, et ne permette par conséquent la libre sortie du sang. Ces corps étrangers sont le corps de l'enfant resté dans la matrice après le décollement du placenta. Ce dernier, le placenta, peut être déplacé totalement ou en partie ; la tête de l'enfant peut être séparée du tronc avec le placenta entier, ou seulement avec une portion du placenta ; quelquefois de gros caillots de sang se sont formés, parce que l'orifice de la matrice s'est fermé trop promptement ; quelquefois, une substance fongueuse ou pulpeuse s'est formée dans la matrice ; enfin un faux germe peut rester après la sortie de l'enfant : ce dernier cas est cependant très-rare, 1°. parce que les deux placenta sont ordinairement réunis ; 2°. parce qu'il arrive rarement qu'un enfant meure dans la matrice, et que son frère continue à vivre.

2°. L'atonie de la matrice : elle vient, ou de ce qu'elle a été trop distendue, ou parce que le *stimulus* manque. 1°. La matrice a été trop distendue, quand elle s'est dilatée au-delà de son ton naturel, comme quand elle a porté deux ou trois enfans ; pour lors, ce viscère ne peut revenir sur lui-même après l'accouchement ; les vaisseaux sanguins restent ouverts, et le sang coulant en abondance, forme la perte. 2°. La matrice, sans avoir été trop dilatée, peut manquer de l'irritation propre à la faire contracter ; ce défaut d'*incitamentum* a lieu lorsque l'accouchement, trop prompt, se fait dès les premières douleurs. Cet accouchement, loin d'être heureux, est peut-être le plus funeste de tous : le plus grand nombre des femmes qui accouchent ainsi meurent dans la première demi-heure. Cela vient de ce qu'un pareil accouchement n'a pu se faire sans que toutes les parties fussent dans un relâchement singulier ; la matrice ne s'est pas contractée assez vigoureusement, ni assez long-temps pour se mettre en jeu, se resserrer après la sortie du placenta ; elle reste immobile et presque paralysée, sans pouvoir revenir sur elle-même ; elle n'a pas été assez irritée : de sorte que si l'accouchement s'est fait après cinq à six douleurs, la matrice se contractera quatre fois moins que s'il se fût terminé après une vingtaine de douleurs. Pour lors, le resserrement de ce viscère, étant moins considérable, les vaisseaux utérins resteront plus ouverts, et dans un temps donné ils laisseront couler plus de sang ; et plus la quantité de ce fluide qui s'épanchera sera grande, plus la matrice perdra de sa force contractile, et plus la perte durera.

3°. Si le grand abord du sang à la matrice produit aussi la perte, il dépend de trois causes : 1°. de la pléthore trop considérable dans la matrice, 2°. de la vîtesse augmentée, 3°. de la fonte ou dissolution du sang.

1°. S'il y a pléthore universelle, la quantité du fluide sanguin sera trop grande dans tout le corps : or, la quantité du sang ne peut être augmentée sans que les petits vaisseaux, qui ne présentent point de résistance, n'y laissent passer le sang ; il abondera donc en grande quantité : il y aura perte. On observera cependant que cette perte n'est pas si dangereuse que celle des autres causes, parce qu'elle ne coule pas immédiatement après l'accouchement, et parce qu'au bout d'un certain temps elle cesse d'elle-même, puisque la cause qui produit la pléthore n'a plus lieu relativement à l'évacuation qui vient de se faire : de sorte que cette perte n'est, à la rigueur, que l'augmentation, à la vérité, excessive des lochies, qui sont continuées plus long-temps.

2°. La vîtesse augmentée du sang produit encore perte, en occasionnant un abord considérable de ce fluide vers la matrice ; on sait que le choc des corps se fait en raison composée de leurs masses et de leur vîtesse ; donc si la vîtesse augmentée du sang se joint à la pléthore, la perte sera plus abondante et plus dangereuse ; les petits vaisseaux de la matrice encore béants, et à peine froncés, ne pourront soutenir l'effort des fluides ; leur résistance sera presque ou tout-à-fait nulle ; le sang coulera abondamment, et la perte existera : or le *vis acuta sanguinis* dépend, 1°. de l'abus des cordiaux, vins, ratafiats, esprits stimulans, de quelque nature qu'ils soient ; 2°. des passions de l'ame qui sont en jeu. Ainsi, un accès de colère, de joie, une mauvaise nouvelle apprise inopinément, produisent cette vîtesse accélérée. Toutes ces choses augmentent le mouvement du sang, et déterminent son abord vers la matrice ; il en sera de même si la femme s'est agitée, si elle a mangé pendant les premières vingt-quatre heures.

3°. Enfin, la dissolution du sang peut encore causer la perte ; car ce fluide, fondu, s'échappe alors par les plus petits vaisseaux, et ceux de la matrice sont tous ouverts, ou du moins trop peu serrés pour opposer une résistance assez forte : donc un sang dissout circule avec plus de vîtesse que celui qui a de la consistance. C'est pour cette raison que les pertes des nouvelles accouchées sont presque toujours mortelles, ainsi qu'il est facile de l'observer encore chez celles qui sont attaquées de jaunisse, de scorbut et de pthysie.

Symptômes.

Les primitifs sont les excrétions du sang, les foiblesses, la lipothymie, les syncopes, les palpitations, les étourdissemens, les bluettes, les tintemens d'oreilles, les foiblesses de la vue, les convulsions, et la mort, qui ne tarde pas dans certains cas. Il est des femmes qui n'ont pas le temps de s'appercevoir qu'elles tombent en syncope. Les effets secondaires sont, la pâleur du visage, la petitesse du pouls, la foiblesse de l'estomac, la petite quantité de lait, l'affaissement des mamelles, la mollesse, ou plutôt la foiblesse de toutes les parties, l'œdème des extrémités inférieures.

Diagnostic.

La maladie est aisée à connoître, ainsi que les fâcheux symptômes qui la suivent ; le diagnostic des causes est aussi aisé. En effet, on pourra s'assurer

si

si la perte dépend d'un corps étranger renfermé dans la matrice, en examinant attentivement si le placenta est entier. On sait d'ailleurs que la perte est arrivée deux heures après l'accouchement, si le sang est quelque temps à sortir, et s'il vient ensuite par caillots. On présume que ce sont des caillots de sang qui causent la perte, lorsqu'elle suit l'accouchement prompt, facile. Si en portant la main sur le pubis, on sent la matrice élevée, il est clair que la perte de sang dépend alors de l'atonie de ce viscère, qui ne peut revenir sur lui-même; enfin si la femme est pléthorique, si elle a fait usage des cordiaux, et si elle s'est livrée à la colère, on voit encore d'où part la perte : il faut s'informer de tout avec exactitude.

Prognostic.

La perte est en général une maladie très-fâcheuse; la mort ne tarde guère à moissonner la malade, si elle dure quelque temps. La perte qui arrive deux heures après l'accouchement, et qui dépend ou de l'atonie de la matrice, ou de la présence d'un corps étranger, ou de l'abus des cordiaux, est mortelle, si la femme n'est secourue très-promptement ; celle qui reconnoît pour cause la dissolution des humeurs, l'est toujours, parce qu'on ne peut remédier assez promptement à la cause du mal. La perte la moins fâcheuse est celle qui dépend de la pléthore ; elle cesse presque d'elle-même.

On reconnoît que la perte vient immédiatement après l'accouchement, parce que la femme la plus sanguine ne mouille ordinairement que cinq à six chauffoirs et les linges de dessous ; le pouls se soutient, la matrice s'abaisse. Si donc le sang coule de façon à mouiller dix à douze serviettes ou chauffoirs, les draps, les matelas, que le pouls s'affaisse, que la matrice reste sans action, que les étourdissemens aient lieu, il y a perte : ce fait n'est pas équivoque.

Curation.

Nous avons plusieurs cas à considérer ; mais avant toutes choses, dès qu'on est appelé auprès d'une femme qui a une perte, il faut s'informer du temps où elle est accouchée, du sang qu'elle a perdu ; on lui tâte le pouls, on lui demande si elle a des tintemens d'oreilles, des éblouissemens ; on voit si elle est forte ou foible ; on fait en sorte de reconnoître la cause, puis on tire son prognostic ; enfin on se met en devoir de secourir la malade.

Si on reconnoît que la perte dépend d'un corps étranger resté dans la matrice, il faut promptement en favoriser la sortie, si la chose est possible. Supposé donc qu'il reste une grande portion du placenta, ce qu'on reconnoît en examinant la portion sortie, on en procure la sortie comme nous l'avons prescrit dans le temps ; mais s'il n'en restoit qu'une très-petite portion, et si la perte n'arrivoit que vingt-quatre heures après, on abandonne les choses à la nature : ce corps sortira de lui-même au bout de sept, huit, neuf jours. Pendant ce temps on nourrit la femme, on soutient ses forces, et on donne quelques anti-spasmodiques pour parer au frisson qui viendroit en conséquence du morceau de placenta resté dans la matrice. On agira de même pour tout autre corps étranger ; il faut faire tous ses efforts pour le tirer hors de la matrice, de quelque nature qu'il soit. Si on ne peut absolument, et cela est arrivé plus souvent qu'on ne pense, il faut modérer la perte et attendre tout des forces de la nature, puisque l'art n'a aucun pouvoir.

2°. La perte dépend d'un abord du sang dans la matrice : les moyens sont les mêmes, soit que cet abord reconnoisse pour cause la pléthore, soit qu'il vienne de la vîtesse augmentée du sang, ou enfin de la dissolution de ce fluide. On commence à placer la femme sur son lit horizontalement et de façon que les reins soient plus élevés que la poitrine. Par cette position on opère deux choses : 1°. on offre une certaine résistance au sang qui se porte à la matrice ; 2°. on prévient les syncopes, on saigne ensuite du bras deux ou trois fois dans la journée, selon l'intensité de la perte ; on règle le régime ;

on donne quelques lavemens légèrement astringens; on fait des fomentations de même nature sur le ventre, mais de façon à ne pas supprimer les lochies en arrêtant la perte : si elle dépendoit de la pléthore, les saignées suffiroient pour l'arrêter. Lorsqu'elle reconnoît pour cause les passions de l'ame, on donne à l'intérieur quelques narcotiques, les anti-spasmodiques ; s'il y a dissolution du sang, les décoctions incrassantes, et, mieux que tout cela, les acides végétaux. J'ai délivré plusieurs femmes désespérées, en faisant appliquer sur le ventre plusieurs serviettes trempées dans l'eau froide, et le vinaigre, et en faisant boire trois ou quatre carafes de limonnade à la glace. Cette méthode a l'avantage de réussir sur toutes les autres ; il faut donc la mettre en usage dans tous les cas.

3°. L'atonie dans laquelle est restée la matrice donne lieu à la perte. Si on est appelé dans le commencement, on sent bien, en portant la main sur le pubis, si la matrice se resserre ou non, si elle ne s'abaisse pas; on frotte sur cette région avec un linge chaud, mouillé de vinaigre : cette friction suffit souvent pour déterminer la matrice à se resserrer. Mais si ayant employé ce moyen pendant quelque temps, la matrice ne revient pas sur elle-même, il faut l'abandonner. Dans ce cas, les praticiens conseillent les injections d'eau - de - vie, de vin. Faut-il le faire ? je ne le pense pas : il faut encore avoir recours aux serviettes trempées dans l'oxycrat, et à la limonnade glacée. Je saigne la femme quand le cas est pressant ; mais plus ordinairement les seules frictions faites avec un linge trempé dans l'eau-de-vie suffisent pour faire resserrer la matrice.

Quand l'accoucheur est appelé auprès d'une femme fort robuste et pléthorique, pour l'accoucher ; lorsque l'enfant vient promptement, et que les douleurs se succèdent rapidement, il doit se méfier d'un pareil accouchement, se tenir sur ses gardes, et prévenir dès-lors la perte, qui menace. Pour cet effet, il retarde l'accouchement le plus qu'il est possible : dans ce cas, je prolonge le travail. Ainsi, j'ouvre les membranes avant que l'orifice soit assez dilaté pour recevoir la tête de l'enfant. Quand cette tête descend dans le passage, je la soutiens à chaque douleur, et je recommande à la femme de ne pas les faire valoir, c'est-à-dire, de ne pas pousser : je lui empêche pour cela d'arc-bouter ses pieds. Par cette manœuvre je gagne du temps, la matrice se contracte vigoureusement, elle s'accoutume à se resserrer, et après l'accouchement elle ne reste point en atonie. Si, malgré tous les efforts de l'accoucheur, l'enfant est sorti promptement, et que le placenta ne soit pas encore décollé, il faut le laisser quelque temps, pour que la matrice opère elle-même le décollement ; car elle ne pourra le faire sans se resserrer et revenir sur elle-même : on temporise,

on attend sous divers prétextes ; et la matrice ayant
déja gagné du terrein, c'est-à-dire, la faculté de
se contracter, on délivrera la femme par cette petite manœuvre : ainsi on prévient la perte qui certainement seroit arrivée.

Des maladies qui ne sont que la suite des accouchemens.

Les maladies dont nous allons traiter dans cet
article ne sont pas des accidens qui, comme les précédens, suivent immédiatement les accouchemens,
et qui dépendent précisément de la manière dont
ces accouchemens se sont terminés : ce sont, pour
mieux dire, autant d'états contre nature qui reconnoissent deux causes qui n'ont aucun rapport avec
l'opération même.

De la diarrhée.

La diarrhée qui attaque les nouvelles accouchées
survient ordinairement le troisième jour, quelquefois plutôt, quelquefois plus tard : cet objet est
souvent de grande conséquence. Hippocrate, Galien, et les autres Grecs l'ont assez bien connue :
il paroît que cette maladie est plus commune dans
les pays chauds. Elle diffère d'abord, à raison de
sa nature, car elle est critique ou symptômatique :
cette différence est très-essentielle à observer. La
diarrhée critique est une évacuation salutaire pour

la femme, qui fait juger de l'état où elle se trouve, qui supplée à l'écoulement des lochies et du lait : la symptômatique, au contraire, est à son détriment, la tue, si on n'y apporte de remède ; enfin, la diarrhée est grave ou légère, rare ou abondante, dysentérique ou simple, c'est-à-dire, formée par des matières glaireuses, sanguinolentes, ou par une espèce de purée blanche, jaune, brune, selon le cas.

Causes.

La prochaine est l'écoulement considérable, augmentée du suc intestinal, qui se fait en conséquence d'une secrétion plus abondante de cette humeur : or qu'est-ce qui excite cette abondante secrétion ? c'est la présence d'une matière âcre, irritante, qui, logée dans le velouté des intestins, les agace, les force à se vuider plus copieusement. Cette matière, dans les cas de dévoiement critique, paroît être celle du lait, qui, dans le temps qu'il se porte aux mamelles, se jette en partie sur les intestins, devient aigre, irrite et picote les membranes, et excite la diarrhée. Dans le cas de dévoiement symptômatique, cette matière est une saburre acrimonieuse, pure, et peut-être alkalescente, suite ordinaire des mauvaises digestions qui se sont faites pendant la grossesse. Cette matière n'a pas donné des preuves de son existence, tant que la machine a resté dans son état naturel ; mais venant à être singulièrement fatiguée par l'accouchement , les fibres sont dans un état de vibration et de sensibilité considérables ; et la saburre, qui n'avoit aucune action sur elles , les trouvant dans cet état, augmente la disposition qu'ont certaines femmes à ce dévoiement ; car il en est dont les excrémens sont toujours délayés , même dans l'état de la plus parfaite santé.

Les femmes qui ont beaucoup de lait sont sujettes au transport de lait sur les intestins ; car les mamelles n'étant pas d'une capacité suffisante pour le contenir en totalité, une portion se jette sur les intestins et à la peau, et produit les diarrhées et les fièvres miliaires. De là il suit que le froid auquel les femmes peuvent s'exposer le troisième ou quatrième jour est une cause déterminante de dévoiement, parce que le lait ne trouvant pas de sortie par la peau, reflue sur les intestins. Tout ce que je viens de dire est de moi ; car, avant, on ne s'étoit pas douté que cette diarrhée pût être critique : les autres médecins n'ont vu que ce qu'Hippocrate leur a enseigné sur cette matière.

Symptômes.

Il faut distinguer les effets de la diarrhée critique de ceux de la symptômatique , car c'est sur cette différence qu'est fondé le diagnostic : or , dans les dévoiemens critiques, les femmes vont jusqu'à cinq ou huit fois à la selle par jour, les unes plus, les autres moins ; elles rendent une matière en forme de purée jaunâtre, mêlée de blanc, quelquefois toute blanche ; les fonctions pendant ce temps se font très-bien ; les lochies, à la vérité, coulent en moindre quantité ; les sueurs et les urines sont moins copieuses, et la femme a la bouche assez sèche : on sent facilement la raison de tout cela ; il n'y a ni colique, ni tranchée, ni fièvre, le pouls seulement est un peu foible, le ventre est mollet, point tendu, les urines cuites ; enfin le dévoiement prend le troisième ou le quatrième jour après l'accouchement, parce que c'est le temps où le lait se porte aux mamelles et forme une pléthore : tous ces symptômes ont lieu parce qu'une partie de l'humeur morbifique s'évacue abondamment, ce qui va au bien de la femme.

Les effets du dévoiement symptômatique sont bien différens ; le ventre, pendant l'évacuation, se tuméfie à raison de l'air qui se développe alors : d'ailleurs, il y a suppression des lochies, le ventre est tendu, douloureux ; la femme éprouve des tranchées, des douleurs de colique toutes les fois qu'elle veut aller à la selle, lesquelles sont produites par l'impression que fait la saburre sur les intestins ; elle a des ténesmes, des épreintes, parce que la même impression se fait sentir jusqu'au fondement. Pendant ce temps, toute autre excrétion est supprimée : aussi la peau est sèche, aride ; les urines coulent en petite quantité, elles sont briquetées ; la femme a grande soif, elle éprouve à l'intérieur une chaleur brûlante ; la bouche est sèche ainsi que la langue, qui est comme brûlée. Tous ces effets viennent de ce que la lymphe est portée vers le canal intestinal ; le reste de la machine est à sec, d'où naît la fièvre ; le pouls est douloureux quand on le touche ; les extrémités sont froides, se bouffisent, parce que la sérosité s'extravase ; les lochies diminuent promptement et se suppriment bientôt ; enfin, il vient des foiblesses, des suffocations de matrice, et de petites convulsions, dans lesquelles les femmes périssent : il faut observer que le dévoiement symptômatique vient plutôt que le critique, qu'il paroît vingt-quatre, trente, trente-six heures après l'accouchement. La matière varie beaucoup dans cet état ; elle est ordinairement séreuse, grisâtre, extrêmement puante ; d'autres fois, elle est brune, dissoute, apporte un nuage huileux comme dans le dévoiement colliquatif ; enfin elle est quelquefois glaireuse et sanguinolente.

Diagnostic.

Il est en général très-aisé : on reconnoît facilement la diarrhée ; mais c'est l'espèce qu'il faut bien distinguer, et il est de la dernière importance de ne pas se tromper ; car si c'est le dévoiement critique, il faut le laisser aller et le favoriser : or, c'est de l'examen exact des symptômes qu'il faut partir ; leur dissemblance est trop frappante pour qu'on puisse errer. Les effets de la diarrhée critique tranchent avec ceux de la symptômatique ; et, malgré cela, j'avoue de bonne foi que j'ai été très-souvent embarrassé. C'est à l'expérience que je dois les signes auxquels je reconnois cette maladie : faites-y donc bien attention ; car vous ne trouverez ces faits consignés dans aucun auteur. C'est dans des observations multipliées, faites sur un grand nombre de femmes, que j'ai puisé les lumières que je vous communique sur cet objet de première importance.

Prognostic.

Il est difficile, à raison de la nature du dévoiement. Le critique est un bien ; il sert à débarrasser la femme d'une matière morbifique qui jette le trouble dans les fonctions et qui détruit enfin la machine : gardons-nous donc de l'arrêter. Cependant, s'il dure long-temps, et si, loin de diminuer, il vient à augmenter, il peut prendre le caractère de symptômatique et devenir dangereux : tenons-nous donc sur nos gardes, et modérons-le, s'il augmente.

Le dévoiement symptômatique est mortel, si on le néglige ; il supprime les vuidanges, produit les inflammations de matrice, et fait périr la femme, pour l'ordinaire, le neuvième jour. C'est spéciale-ment de celui-ci qu'Hipocrate et les autres Grecs ont parlé ; ils n'ont pas connu le dévoiement cri-tique, ce qui est fort étonnant ; car de vingt dé-voiemens qui attaquent les femmes dans le cas dont nous parlons, il y en a dix de critiques. Quant à la curabilité, il est fort facile d'arrêter la diarrhée ; mais, malgré tous vos soins, vous aurez la mortifi-cation de voir périr au moins les deux tiers des femmes attaquées de la diarrhée symptômatique, quoique bien traitées.

Curation.

Le dévoiement critique ne doit pas être suppri-mé, quoique ce soit une excrétion contre nature ; elle supplée fort bien à celle qui se fait par la vulve ; ce sont des vuidanges qu'il seroit fort imprudent d'arrêter. Tout se doit donc réduire à soutenir les forces de la femme, à entretenir son estomac en bon état, et à diminuer l'excrétion, si elle est trop abondante. Ainsi, si la diarrhée est modérée, on donne tous les jours un simple lavement fait avec la décoction de tanaisie, de matricaire, d'armoise, et un peu de miel mercurial ; on donne de bons bouillons et de légers cordiaux. Si elle est trop abondante, le meilleur moyen de la diminuer est de donner un minoratif ; par l'évacuation qu'on excite, on évacue une partie de la matière laiteuse, qui a pris un caractère d'acrimonie et d'alkalescence, et l'irritation cesse : on donne donc deux onces de mane dissoute dans un bouillon, et deux gros de sel duobus.

Le dévoiement symptômatique doit être arrêté. Il est d'expérience que la saignée est bonne dans les autres diarrhées, et funeste dans celle-ci ; il n'y a que le cas où le dévoiement prend le caractère dysentérique : on peut alors faire une saignée, encore faut-il qu'elle soit petite. Dans les autres diarrhées, les adoucissans, les mucilagineux, les huileux sont bons ; dans celle-ci, ils nuisent singulièrement, relâchent les intestins, énervent leur action tonique : les huiles, en particulier, rancissant à cause de la chaleur interne, deviennent âcres, irritent et augmentent la cause du mal. C'est pour cette raison que les femmes grasses attaquées de cette maladie courent plus de risques que les autres : apparemment qu'une partie de leur graisse se fond, rentre dans la masse, se mêle avec la matière séreuse des intestins, et augmente le dévoiement. Il prendra alors un caractère âcre, colliquatif, qui en impose aux praticiens les plus éclairés : ce que j'ai vu nombre de fois, et cela parce que les médecins de nos jours, ainsi que les anciens, n'ont jamais examiné cette maladie comme il convient ; ils ne se sont jamais familiarisés avec les accouchemens et les maladies qui en sont les suites. Je les ai toujours vus, dans ce cas, ramener toutes leurs vues aux principes généraux de la médecine, tandis qu'ils doivent s'en écarter.

Nous observerons que les maladies des nouvelles accouchées, quoique les mêmes que celles qui peuvent les attaquer en tout autre temps, demandent un traitement tout différent. Cet état de la matrice, l'écoulement des vuidanges, celui du lait, la disposition vaporeuse qui existe alors, sont autant d'objets qui méritent une attention particulière, en même temps qu'on porte ses vues sur la guérison de la maladie actuelle : or ce sont ces objets accessoires qui échappent à la plupart des médecins, et qui, faute d'être considérés, deviennent souvent cause de la mort de la femme en couche. En faisant attention à ce que nous venons de dire, nous verrons que tout le traitement consiste dans l'usage des émétiques et des purgatifs ; il faut préférer la racine du Brésil aux autres vomitifs. Quand il opère, et que la femme a vomi copieusement, j'ordonne un minoratif dans une infusion de quinquina : je prends le minoratif dans la classe des amers ; je donne aussi un apozème légèrement amer, et deux jours après je répète le purgatif. Pendant tout ce temps, la femme boit une infusion amère de camomille, de tanaisie, coupée avec une décoction légèrement farineuse. On fera prendre des lavemens avec l'armoise, l'eupatoire, la tanaisie : enfin, pour remédier aux symptômes de la suffocation, on donne un peu de castoreum dans l'eau de fleur d'orange ou de tilleul. Si le dévoiement persiste, malgré l'usage de l'ipécacuanha comme émétique, et des autres remèdes ci-dessus exposés, on continue le même traitement, à cette différence près qu'on donne la décoction de simarouba. C'est, à mon avis, le meilleur remède, et le seul dont j'aie vu un effet marqué ; mais, avant, il faut avoir bien purgé, et on finit le traitement par l'usage des eaux minérales ferrugineuses.

Il faut sur-tout bien se garder d'administrer l'opium ou les astringens, sur-tout dans les commencemens ; on suspendroit l'excrétion trop promptement ; la matière laiteuse rentreroit dans la masse ; il se féroit un afflux aux mamelles, et la matière donneroit lieu aux dépôts les plus terribles.

De la suffocation de la matrice.

Dans cet état, les femmes sont attaquées de tous les symptômes vaporeux, et marqués par des accès plus ou moins fréquens, plus ou moins graves ; il dépend des différentes causes qui suivent.

Causes.

Les disposantes sont la délicatesse et la sensibilité augmentées de la matrice ; les déterminantes sont l'ébranlement des nerfs, opéré par un agent quelconque : ainsi un accès de colère, de joie, de chagrin, ou la suppression des vuidanges, ou leur diminution, les pertes, la difficulté que trouve le lait à monter aux mamelles, la formation des caillots de sang dans la matrice et le vagin, sont autant de causes qui déterminent le paroxysme vaporeux.

Symptômes.

Le ventre s'élève, mais il est flexible ; il y a une grande agitation dans toute la machine ; les femmes sentent un poids sur la poitrine, et à la gorge un resserrement qui les étrangle ; elles ont la respiration gênée, le pouls fréquent et concentré: les femmes, en un mot, sont dans une véritable syncope ; l'orifice de la matrice est serré, la vulve sèche.

Diagnostic.

On peut confondre cet état avec l'inflammation de la matrice, parce que la plupart des effets que nous venons de décrire existent ; cependant, si on fait attention que, dans l'inflammation de la matrice, le ventre est tendu, dur et exactement douloureux,

que

que l'orifice reste toujours fermé, tandis qu'il se relâche après l'accès des vapeurs, on ne pourra pas confondre ces deux états.

Prognostic.

Il n'est pas bien fâcheux; cet état paroît d'un danger imminent, mais il n'est qu'effrayant : si cependant il dure long-temps, la suffocation, de momentanée qu'elle étoit, peut devenir permanente, et faire périr la femme. Il est difficile de guérir radicalement : on ne peut guère que pallier, en soulageant la femme.

Curation.

Il faut d'abord examiner la cause de la maladie pour y apporter le remède convenable. Ainsi, quand la colère, le chagrin, la joie et les autres passions déréglées de l'ame, ont donné lieu à cette suffocation, il faut la calmer, en écartant tous ces objets : on donne encore les boissons anti-spasmodiques, telles que l'infusion de safran, la décoction de valériane sauvage, de coquelicot, de scolopendre ; on fait prende des lavemens avec des plantes, telles que la vulnéraire, le botrix, la camomille puante et un peu de miel, vingt grains de castoreum ; de temps en temps on donne une potion anti-spasmodique, dans laquelle on met la teinture de castoreum et les gouttes anodines d'Hoffmann.

Quand l'accès est très-violent, je donne un quart de grain d'opium, ou deux gros de sirop de diacode ; enfin on peut appliquer sur la vulve les cataplasmes emménagogues. Dans le temps même de la syncope, le plus court est de faire sentir les odeurs fortes et puantes d'esprit de sel ammoniac ou de corne de cerf.

Moyennant ces secours, les accès se passent ou s'éloignent les uns des autres ; s'ils revenoient avec plus de force, je suis d'avis qu'on fasse alors une saignée de pied de trois palettes : cela m'a réussi plusieurs fois comme par miracle. On fait même encore, pendant l'accès des vapeurs, brûler des cheveux, de l'assa - fœtida sous le nez de la malade, pour lui en faire recevoir la fumée.

On connoît bien si ces accès sont occasionnés par la présence de quelques caillots de sang, en examinant les parties génitales : si cela est, il faut les retirer, et la femme se remet bientôt.

Quand la suffocation de la matrice dépend d'une perte de sang, elle n'est alors que symptômatique ; il faut donc, pour la faire cesser, remédier à la perte comme nous l'avons enseigné ; il en est de même, si elle reconnoît pour cause la suppression des lochies. Remédions à cette maladie, et les symptômes vaporeux cesseront.

Des convulsions.

C'est un mouvement désordonné et irrégulier, par lequel les parties soumises à la volonté se meuvent irrégulièrement.

Les convulsions qui attaquent les nouvelles accouchées sont moins une maladie qu'un symptôme qui accompagne de vraies maladies : or on en distingue de deux sortes ; celles du visage et celles du reste du corps. Elles peuvent être graves ou légères, prendre immédiatement après la couche, ou au bout de deux ou trois jours : ces dernières dépendent des différentes causes dont nous allons parler.

Causes.

La prochaine est l'affluence irrégulière de l'esprit animal dans les muscles soumis à la volonté. Les causes disposantes sont la ténuité des fibres, leur délicatesse, et leur sensibilité augmentée : la pléthore est encore une cause disposante. Les causes déterminantes sont, pour les convulsions qui viennent immédiatement après l'accouchement, l'excès de douleur. Cette cause a lieu spécialement chez les femmes sensibles, chez celles qui accouchent de deux enfans ou d'un seul, mais qui est fort gros. La grande commotion qui s'est faite pendant l'accouchement, durant encore après l'opération, produit les convulsions ; mais elles se passent dans douze ou quinze heures, la douleur ne pouvant pas toujours durer : cette espèce de convulsion est essentielle. Celles qui ne paroissent que deux ou trois jours après l'accouchement sont toutes symptômatiques, et dépendent de diverses maladies. Ainsi les unes reconnoissent pour cause les tranchées, les autres les pertes de sang ; celles-ci les suffocations de la matrice, celles-là la suppression des lochies.

Symptômes.

Nous ne parlerons pas des convulsions vaporeuses, mais des véritables convulsions, de celles qui sont évidentes. Leurs effets sont la roideur des parties, leur mouvement irrégulier et involontaire, les contractions promptes et désordonnées, le regard fixe, le mouvement des lèvres, semblable au rire sardonique : les convulsions des lèvres ne semblent quelquefois être que de simples grimaces ; il faut bien y faire attention.

Diagnostic.

Il est fort aisé de reconnoître les convulsions dans certains cas ; dans d'autres, il est très-difficile ; mais les effets nous guident toujours.

Prognostic.

Les convulsions essentielles, celles qui viennent immédiatement après l'accouchement, sont peu de chose ; la douleur de laquelle elles dépendent venant à cesser, elles disparoissent bientôt.

Les convulsions symptômatiques sont, au contraire, très-fâcheuses, parce que les maladies qui leur donnent naissance sont elles-mêmes des plus dangereuses : ceci demande quelques détails.

Les convulsions vraies, qui dépendent des tranchées et de la suffocation de la matrice, ne sont pas absolument fâcheuses ; elles ne sont qu'effrayantes. Il n'en est pas de même de celles qui arrivent en conséquence d'une perte : elles annoncent un danger imminent, et le dérangement dans lequel se trouve la machine présage une mort prochaine. Les convulsions qui paroissent à la suite de la suppression des vuidanges ne sont pas d'une aussi fâcheuse conséquence : il est vrai que la cause qui les produit est grave ; mais le danger n'est pas encore porté à un degré si alarmant que dans le cas des convulsions causées par la perte.

Observez qu'il est certaines convulsions presque imperceptibles, qui paroissent sans cause évidente, vers le deuxième ou troisième jour, et sans que la femme paroisse attaquée de la moindre maladie ; il faut cependant s'en méfier, parce qu'elles annoncent le plus terrible accident, qui est l'apoplexie laiteuse sur le cerveau, et qui tue infailliblement la femme, pour peu qu'on tarde à la secourir. Ce sont spécialement les convulsions du visage, qui, après avoir duré d'une manière presque insensible pendant six ou sept heures, se rendent ensuite manifestes pendant une heure ou deux, puis l'apoplexie vient avec impétuosité, et fait périr la femme comme un coup de foudre.

Quand vous appercevrez de pareilles convulsions, tenez-vous exactement sur vos gardes, car vous êtes menacés d'un fâcheux et prompt accident : une trop funeste expérience m'a appris la grandeur de ce danger. Je n'ai trouvé ces préceptes chez aucun auteur, et vous ne les trouverez que chez moi. Partez donc d'après ce que je vous en dis, et mettez promptement en usage les moyens que je me propose de vous prescrire, en traitant de l'apoplexie laiteuse.

Curation.

Nous ne pouvons donner de traitement général pour guérir les convulsions des nouvelles accouchées, puisqu'elles sont toutes des symptômes d'autres maladies; il faut donc commencer par détruire la cause, et elles cesseront d'elles-mêmes.

Nous nous bornerons, pour le présent, à quelques observations. 1°. Si la convulsion dépend d'un accès de douleur, attendez qu'elle soit passée;

procurez le plus de repos possible à la femme, et faites-lui prendre quelques antispasmodiques pour calmer les nerfs. 2°. Si elles reconnoissent pour cause les tranchées, examinez leur nature ; traitez comme nous l'avons dit ; donnez quelques narcotiques légers : si vous faites cesser les tranchées, les convulsions cesseront. 3°. Si la suffocation de la matrice y donne lieu, conduisez-vous alors comme dans le cas précédent. 4°. Lorsqu'elles sont la suite d'une perte, agissez comme nous l'avons dit en pareil cas ; mais sur-tout hâtez-vous, car le danger est pressant. 5°. Les convulsions dépendent - elles de la suppression des lochies ; il faut les rappeler. 6°. Enfin, n'ont-elles aucune cause évidente : examinez attentivement si elles n'annoncent pas l'apoplexie.

De la suppression des lochies sanguines.

Nous savons qu'il y a trois sortes de lochies, les sanguines, les puriformes, et les laiteuses. Toutes peuvent se supprimer, mais avec des suites et des effets bien différens pour le danger. La suppression des lochies sanguines est le danger le plus imminent ; elle donne lieu aux maladies les plus aiguës qui attaquent les nouvelles accouchées, telles que l'inflammation de la matrice, des intestins, de l'épiploon, la phrénésie, en un mot toutes les inflammations portées au plus haut degré.

L 4

La seconde suppression est celle des lochies puriformes ; elle est encore très-dangereuse, moins cependant que la précédente, quoiqu'elle donne encore lieu aux inflammations, spécialement à cette maladie soporeuse, connue sous le nom *maladie laiteuse*. L'inflammation la plus ordinaire, produite par cette suppression, est celle du poumon ; on lui a donné le nom de *péripneumonie laiteuse*.

Enfin la troisième lochie, ou lochie laiteuse, se supprime aussi. Le danger qui résulte de cette suppression est bien moins grave ; elle donne lieu à ce qu'on appelle *dépôts*, qui se font indistinctement sur toutes les parties du corps. Nous allons considérer ces objets les uns après les autres, en commençant par la suppression des premières lochies ou lochies sanguines.

La suppression des lochies sanguines est cet état dans lequel cette évacuation étant arrêtée, le ventre se tuméfie, se boursoufle, devient extraordinairement douloureux, s'enflamme en plusieurs endroits ; la tête est attaquée de phrénésie ou d'apoplexie ; toute la machine enfin est en proie à une fièvre très-aiguë.

La suppression des premières lochies est totale ou partielle, ou, pour mieux dire, il n'y a qu'une simple diminution d'excrétion : elle peut se faire plutôt ou plus tard ; cette différence est essentielle, car celle qui se fait les douze premières heures est beaucoup plus grave que celle qui arrive les douze dernières , et lorsque cette excrétion tend à sa fin. Ainsi , on peut distinguer la suppression du commencement , celle du milieu , et celle de la fin de l'écoulement des lochies sanguines. S'il s'agit d'un premier , second , troisième , quatrième accouchement , d'un tempérament sanguin ou pléthorique , d'une femme agée ou jeune encore , toutes ces circonstances apportent quelques différences ; enfin la suppression des vuidanges est naturelle ou accidentelle. La suppression naturelle est la fin , la terminaison ordinaire des lochies , qui se fait quelquefois plutôt quelquefois plus tard , quand la nature le juge à propos. La suppression accidentelle est , au contraire , un arrêt ou une suppression contre nature des vuidanges : c'est la suppression proprement dite.

Causes.

La cause prochaine est 1°. l'occlusion , 2°. l'oblitération ou le resserrement des vaisseaux utérins dans toute l'habitude du corps , ou simplement dans les couloirs de la matrice.

1°. L'occlusion des vaisseaux de la matrice est active ou passive. Elle est active , quand les tuyaux se tendent , se crispent et se resserrent par eux-mêmes. Elle est passive , quand les mêmes tuyaux , sans agir , sont comprimés , pressés et bouchés par quelque cause étrangère.

2°. Le resserrement des vaisseaux utérins est actif ou passif. Le resserrement actif reconnoît diverses causes. Ce sont, 1°. les passions de l'ame, comme la colère, la joie, le chagrin. Ces passions excitent une crispation, une tension, un resserrement considérables dans tous les vaisseaux du corps, conséquemment dans ceux de la matrice, et produisent par là son occlusion. 2°. L'abus des liqueurs ou des topiques astringens qu'on aura employés, soit pour rétrécir la vulve, soit pour resserrer les mamelles : ces remèdes crispent, froncent les vaisseaux, et bouchent conséquemment leur orifice. 3°. Le froid, qui en resserrant les vaisseaux de la matrice, et épaisissant les humeurs, produit la suppression des vuidanges par une double cause : or le froid peut attaquer les nouvelles accouchées, ou parce qu'elles se sont levées imprudemment dans les vingt-quatre premières heures, ou parce qu'elles n'ont pas eu soin de se bien couvrir dans leur lit, ou parce qu'on les aura changées de linge sans précaution et sans le faire chauffer. 4°. Une chaleur excessive, qui en levant l'humidité nécessaire pour entretenir la souplesse des fibres, les crispe, les resserre et les dessèche. Cette grande chaleur vient de ce qu'on étouffe la femme dans son lit, et de ce qu'on lui donne des linges trop chauds, ou parce que la chaleur règne en raison de la constitution de l'air. 5°. Enfin, l'inflammation de la matrice, qui agit en produisant une grande chaleur, et en occasionnant l'obstruction des vaisseaux.

Le resserrement passif des vaisseaux de la matrice destinés à l'excrétion dont il s'agit est produit par la compression de quelques tumeurs, engorgemens ou obstructions formés dans les parties environnantes. Toutes ces causes peuvent comprimer les vaisseaux, et, en les étranglant, pour ainsi dire, empêcher le libre abord du sang dans la matrice.

La dérivation des matières, des vuidanges vers les autres couloirs de la matrice, est encore une cause de suppression : or cette dérivation peut se faire par une diarrhée, une dysenterie, ou par une salivation trop abondante, survenue, parce qu'un chirurgien aura eu l'imprudence de passer la femme aux grands remèdes pendant les trois dernières semaines de sa grossesse, ou par des sueurs trop copieuses, tenant de la colliquation; enfin, parce que la matière des lochies se porte trop abondamment aux mamelles, et n'en revient pas.

Symptômes.

Dès que les vuidanges se suppriment, le ventre devient douloureux, la région de la matrice s'élève, les mamelles s'engorgent et se tuméfient, les urines coulent en moindre quantité, les intestins ne se vuident pas; bientôt la tête devient pesante; les étourdissemens et les tintemens d'oreille surviennent, et causent des douleurs insupportables; il suit agitation, oppression, insomnie, inquiétude : ces symptômes annoncent la phrénésie ou l'apoplexie. Dans le premier cas, il y a délire furieux; dans le second, stupeur et sommeil léthargique. Pendant ce temps, les symptômes qui se remarquent dans le reste du corps, augmentent considérablement. Ainsi le ventre devient de plus en plus tendu, douloureux; les urines se suppriment totalement; la fièvre est grande, forte, et caractérisée par la grosseur du pouls, par sa plénitude, sa fréquence, et par une certaine ondulation manifeste aux doigts : la suffocation de matrice et tous ses effets existent; enfin, les convulsions surviennent, la femme expire.

D'après tous ces symptômes, pourra-t-on décider de la nature du mal ? oui, et voici ce que je pense. 1°. La suppression des premières lochies cause cette inflammation de la matrice, qui se communique bientôt aux autres viscères du bas-ventre : voilà la maladie primordiale. 2°. Par le reflux qui se fait vers la tête, la suppression des lochies dispose cette partie à l'inflammation, c'est-à-dire, à la phrénésie, aux maladies soporeuses et à l'apoplexie ; mais ces deux dernières ne sont, selon moi, que secondaires, symptômatiques, au lieu que l'inflammation de tout le bas-ventre est primordiale : c'est celle qui forme le principal objet du mal ; en sorte qu'on aura toujours à travailler ou à traiter l'inflammation du bas-ventre avec phrénésie ou apoplexie. Mais, ne dira-t-on pas, cette théorie est le produit de réflexions faites dans le cabinet : sur quoi estelle fondée ? quelles sont les preuves qui lui servent de fondement ? les voici. Je dis d'abord que la suppression des lochies sanguines produit primordialement l'inflammation en règle du bas-ventre : et je le prouve, 1°. par l'examen des symptômes, 2°. par la terminaison de la maladie, 3°. par la nature des remèdes propres à la guérir, 4°. par l'inspection des cadavres : d'ailleurs il ne faut que la simple exposition des symptômes, pour se convaincre de la nature de cette maladie. En effet, il y a douleur, tension, chaleur considérable, suivie de fièvre aiguë, suppression d'urine, constipation obstinée, tuméfaction énorme de toutes les parties : n'est-il pas vrai que de pareils effets ne peuvent annoncer qu'une inflammation en règle de tous les viscères du bas-ventre ? La terminaison de cette maladie prouve aussi sa nature ; elle se fait par résolution, par suppuration et quelquefois par gangrène : or nous savons que la seule inflammation se termine de cette manière.

La nature des remèdes propres à combattre cette maladie nous fait connoître son caractère :

ce sont les relâchans, les délayans et les adoucissans, pris intérieurement, les émolliens à l'extérieur, et sur-tout la saignée répétée plusieurs fois:
or ce traitement ne convient qu'aux inflammations.

Enfin, l'ouverture des cadavres décide la question. Ces cadavres se putréfient en peu de temps;
leurs chairs semblent se fondre, se dissoudre; au
bout de vingt-quatre heures, elles exhalent une odeur
insupportable, et aussi putride que celle que peut
exhaler, au bout de quinze jours, et même un mois,
le cadavre d'un sujet mort sain. Ouvre-t-on le ventre,
on trouve la matrice tuméfiée, enflammée, rongée,
durcie, parsemée de taches noires ou livides; les intestins gorgés de vents, enflammés et tachés en différens
endroits; l'épiploon souvent noirâtre et livide;
enfin on n'apperçoit de tous côtés que les redou-
tables effets de l'inflammation. Concluons donc que
notre opinion est démontrée de la manière la plus
lumineuse.

Telles sont les idées que je me suis formées sur la
maladie que je décris, et les preuves que j'apporte
pour constater la nature du mal qui suit la suppression des premières vuidanges : idée bien différente de toutes celles des praticiens sur cette maladie; ce qui change de beaucoup la manière de
se conduire dans le traitement.

Diagnostic.

Il ne présente aucune difficulté. Les parties génitales sont sèches ; la garde ou la femme vous instruit de tout : il faut seulement observer de ne pas prendre l'arrêt ordinaire et naturel des lochies pour leur suppression, et il est bon de remarquer à cet égard que certaines femmes voient beaucoup moins en rouge que d'autres : au reste, le désordre des fonctions est la boussole qui doit conduire les jeunes praticiens dans cette circonstance.

Prognostic.

La suppression des lochies est très-fâcheuse en elle-même et par rapport aux maux qu'elle occasionne ; il n'y a pas de maladie qui attaque plus universellement la machine : tout le ventre est pris, ainsi que la tête ; les femmes meurent en très-peu de temps, si elles ne sont secourues promptement. Il faut avouer cependant que les mauvais succès sont quelquefois dus à la mauvaise manœuvre des médecins. La pratique adoptée par tous les praticiens est très-mauvaise à cet égard. A Paris, on commence à saigner du pied, on inonde d'emménagogues, pour rappeler l'excrétion par la vulve, d'antispasmodiques, pour écarter les symptômes vaporeux, et d'autres remèdes incendiaires, qui portent le feu et augmentent le caractère inflammatoire de la maladie. La faute saute aux yeux. Elle vient de ce que le médecin considère le mal sous un faux point-de-vue ; il ne songe qu'à rappeler l'excrétion supprimée, sans penser seulement aux maux qu'elle produit. Eh ! comment y penseroit-il ? il ne s'en doute seulement pas. Je puis donc me flatter d'avoir répandu une grande lumière sur l'art de guérir cette maladie, fort embrouillée chez les auteurs, en devinant sa nature propre, et en frayant une route de traiter beaucoup plus sûre que la méthode ordinaire, puisqu'elle est fondée sur la nature et le caractère du mal même.

Curation.

Nous avons une inflammation très-aiguë à traiter ; il faut donc se comporter en conséquence. Une excrétion importante à l'économie animale se trouve supprimée ; il faut la rappeler toutefois quand l'inflammation sera tombée ; car les remèdes propres à la rétablir sont diamétralement opposés à ceux qu'exige l'inflammation. Nous allons donc suivre une route toute contraire à celle qu'on suit ordinairement.

L'inflammation exige, 1°. les saignées : elles doivent être faites largement. Non-seulement elles sont indiquées par le caractère de la maladie, qui a le caractère inflammable, mais encore par l'état de la tête, vers laquelle il se fait un reflux considérable, et par celui de la pléthore excessive dans laquelle se trouve la femme; pléthore due à la suppression des lochies sanguines. A cette excrétion naturelle, il faut donc, si l'on peut, en suppléer une artificielle : or la saignée remplit d'une manière complète tous ces objets.

2°. Les adoucissans, les relâchans et les délayans doivent être employés; mais dans un état moyen, c'est-à-dire, de manière à ne pas s'opposer au retour de l'écoulement des lochies, qu'il faudra opérer dans peu. Il ne faut donc pas les donner en aussi grande quantité que dans les inflammations ordinaires; il ne faut pas non plus les trop ménager; on peut même les aiguiser d'une petite pointe d'emménagogues, si l'inflammation n'est pas portée au dernier degré.

3°. Les topiques et les lavemens sont d'une indispensable nécessité; ils doivent être émolliens et relâchans.

4°. Enfin, nous ferons succéder aux premiers remèdes ceux qui sont propres à rétablir les lochies supprimées. Il n'est pas besoin de dire que la diète la plus exacte doit être observée, que le régime doit être adoucissant et relâchant. Détaillons toutes ces choses; mais, avant, faisons quelques réflexions sur la pratique des médecins allemands. En Allemagne, on saigne rarement ; on a seulement recours aux remèdes de pharmacie, comme les antihystériques, tels que l'absinthe, l'armoise, la tanaisie, la matricaire, le castoreum, l'opopanax, le sagapenum. On sent de reste le vice de cette pratique. Les Hollandais et les Anglais, qui suivent Boerhaave, saignent, mais moins qu'il ne faut, et traitent le reste à l'ordinaire. Boerhaave est le premier qui ait senti l'utilité de la saignée dans le cas que nous traitons ; mais il craignoit de la répéter. Il n'a donc fait que percer la glace : c'est à nous à écarter les glaçons.

Quand je suis appelé auprès d'une femme dont les lochies sanguines sont supprimées, je commence par savoir si l'état dure depuis long-temps ; j'examine si la tête est prise ou ne l'est pas. Lorsque les symptômes ne sont pas violens, que la tête est encore libre, qu'il n'y a ni délire, ni rien qui l'annonce, je ne fais pas saigner : le sang n'est pas encore extravasé, les stagnations ne sont pas faites ; il ne faut que les prévenir en rappelant promptement les vuidanges. Pour cet effet, je donne, de deux en deux heures, des lavemens émolliens, aiguisés avec un peu de matricaire. Par ce moyen, je les rends un peu résolutifs par leurs parties émollientes ; ils relâchent, détendent les fibres de la matrice ; et par la partie résolutive ils fondent le sang qui commence à stagner, lui rendent sa fluidité, le font pénétrer plus aisément dans les petits vaisseaux de la matrice. Ces remèdes, en diminuant la tension, sont donc dérivatifs, et, en atténuant le sang, ils sont résolutifs. Ensuite, avec la même décoction, je fais bassiner les parties génitales de demi-heure en demi-heure; je fais appliquer sur la vulve la pulpe des plantes qui ont servi à faire les lavemens, ainsi que sur la région de la matrice, ou bien une vessie pleine d'eau et de lait tiède.

Pendant ce temps, j'ordonne une seconde eau d'orge coupée avec une légère teinture de safran ou de fleur de camomille, toujours dans la vue de relâcher et de résoudre. Ces boissons procurent encore des sueurs abondantes, et font couler les urines; ce qui débarrasse toujours la masse.

Ces moyens suffisent communément pour rétablir l'excrétion des vuidanges, dans le cas que nous avons supposé, c'est-à-dire, lorsque la suppression venant de se faire, il n'y auroit encore rien qui périclitât. Mais, lorsque cet état dure depuis long-temps, que les symptômes sont très-graves, que la tête est prise, qu'il y a délire, ou affection soporeuse, etc., les choses changent bien de face, et je vais avec la plus grande vîtesse, et l'attention la plus complète. Je commence par saigner la femme du bras, une heure après du pied; deux heures ensuite je saigne encore du pied, et j'y reviens une troisième et quatrième fois, si le cas l'exige:

j'ordonne des lavemens simplement émolliens, de deux heures en deux heures : il n'est plus question de les rendre résolutifs, ainsi que les boissons, qui de même doivent être purement émollientes et relâchantes. L'eau d'orge et de scolopendre convient dans ce cas ; la femme en boit un verre de demi-heure en demi-heure. Je fais tremper une éponge dans une décoction émolliente, et je l'applique sur la vulve ; je fais encore appliquer sur le ventre la pulpe des herbes qui ont la même vertu ; je continue et répète ces remèdes jusqu'à ce que la grande fièvre soit tombée, que le relâchement soit opéré : ce qu'on connoît par la diminution des symptômes et le calme qui succède. Il semble que, dans ce cas, l'usage des emménagogues devroit être fort utile ; point du tout, erreur : ces remèdes réveillent l'inflammation à peine calmée. Je saisis donc cet instant où l'inflammation est calmée pour placer un émétique, méthode qui paroîtra d'abord téméraire aux yeux de certaines gens, mais qui cependant est toujours suivi des plus heureux succès. Je ne me suis déterminé à le mettre en usage qu'après avoir réfléchi que ce remède étoit merveilleux pour faire revenir les règles aux filles, quand elles sont dans le cas de suppression : en effet j'ai rencontré juste. N'est-il pas clair que l'émétique, par la compression qu'il opère sur tous les viscères du bas-ventre, par les efforts qu'il fait faire pour vomir, doit donner au sang qui est dans toutes les parties un mouvement qui le force à vaincre la résistance que lui offrent les vaisseaux de la matrice (d'autant plus aisément que ces vaisseaux viennent d'être relâchés), et à reprendre la route ordinaire. Au reste, quoi qu'il en soit du mécanisme, le fait est constant; l'expérience l'a prouvé, et cela doit suffire. Je donne donc, une fois que la détente est opérée, un grain et demi de tartre émétique en lavage ; la femme vomit beaucoup, et les vuidanges se rétablissent. Si cet écoulement est bien rappelé, il ne s'agit plus que de l'entretenir, ce qu'on fait par les moyens connus ; mais si les lochies ne coulent pas amplement, il faut suppléer à ce défaut. Pour cet effet, je donne dans une boisson le sel duobus, de glauber ou de seignette, à la dose d'un gros ; ce qui excite quelques selles : ou bien, quand l'inflammation est beaucoup diminuée, et que son retour n'est pas à craindre, je donne la potion qui suit.

> *Eau de fleur d'orange*, une once ;
> *De matricaire*, trois onces ;
> *Teinture de safran & de castoreum*,
> De chaque quinze grains.

On donne de temps en temps une cuillerée de cette potion, toutefois dans le cas où l'inflamma-tion est bien tombée. Nous ne saurions trop le répéter, on rend en même temps les lavemens légèrement emménagogues, en y ajoutant l'herbe au chat, la matricaire, la tanaisie : ainsi, des autres plantes de cette espèce, on en choisit une entre toutes. Telle est la manière dont je me suis conduit dans le traitement de la suppression des premières vuidanges. Je vous invite à suivre exactement ma méthode ; l'expérience a prononcé en sa faveur, et le succès a toujours couronné mes espérances.

De la suppression des secondes lochies ou puriformes, de la phrénésie et de l'apoplexie laiteuse.

Rien n'est si commun à Paris que les maladies laiteuses, c'est-à-dire, celles qui dépendent de quelque vice, arrêt, dépôt ou dépravation du lait, de la suppression des secondes et troisièmes lochies. Ces maladies varient à l'infini selon le lieu où se fait le dépôt, comme à la tête, à la poitrine, au ventre, aux extrémités, et à la peau.

Toutes ces maladies sont aiguës. Ainsi, quand la tête est affectée, il y a phrénésie ou apoplexie ; quand c'est la poitrine, on voit pleurésie ou péripneumonie ; lorsque le ventre est attaqué, diverses inflammations surviennent à raison des viscères engorgés ; si la matière se jette à la peau, elle produit la fièvre miliaire ; enfin, quand les extrémités se trouvent les plus foibles, le lait s'y porte et forme ce qu'on appelle proprement *dépot laiteux.* Il est bon à observer qu'on ne trouve pas un mot de ces maladies dans Hippocrate, Galien, Arétée de Cappadoce, ni chez les autres médecins grecs. On n'en sera pas étonné, si on fait attention que, dans ces temps reculés, les femmes nourrissoient leurs enfans, et que cette maladie étoit totalement ignorée; car la plupart, et même tous les accidens, dépendent de la suppression des premières et deuxièmes lochies, et plus encore de la mauvaise manœuvre des femmes, qui se font étouffer leur lait : j'entends parler des femmes d'aujourd'hui. Les choses ont bien changé de face : ces maladies sont un fléau qui afflige presque toutes les femmes qui ne nourrissent pas leurs enfans. Nous allons traiter de toutes ces affections, les unes après les autres, et par ordre. Commençons par celles qui dépendent plus spécialement de la suppression des deux lochies : ce sont la phrénésie, l'apoplexie laiteuse. Nous ne prétendons pas dire que l'arrêt des trois lochies ne contribue pas à produire aussi ces accidens : nous pensons, au contraire, qu'elles y entrent pour beaucoup, comme nous allons le prouver.

Nous savons ce qu'on doit entendre par les noms *phrénésie et apoplexie*; ainsi nous n'en donnerons pas la définition; nous traiterons même ces deux maladies ensemble, parce qu'elles reconnoissent précisément la même cause : nous aurons soin de faire, en passant, les observations relatives à chaque objet. Or quelquefois ces objets sont plus ou moins

M 4

graves; quelquefois ils viennent avec tant de promptitude et de violence, qu'on n'a pas le temps d'administrer aucun remède, et que la femme expire en moins de trois heures; ils diffèrent encore du temps où ils se manifestent: c'est ordinairement à la fin du troisième jour ou dans le courant du quatrième; quelquefois cela s'étend au cinquième. Les accidens peuvent encore arriver au troisième, au quatrième accouchement, on ne sait pas trop la raison de cela, la saison apporte aussi quelques différences. En général, tout ce qu'on appelle *maladie laiteuse* vient plus communément en été qu'en hiver, par le peu de soin que les femmes prennent de leur santé dans les premiers temps: enfin l'âge et le tempérament apportent quelques différences; les femmes pléthoriques, qui font peu d'exercice, qui mangent beaucoup, sont plus sujettes à ces maladies que les femmes foibles et délicates, que celles qui font de l'exercice.

Voilà les différences communes aux deux maladies. Il en est une particulière à la phrénésie, qui, comme on sait, est une inflammation: or elle peut être vraie ou fausse. Dans le premier cas, il y aura un délire furieux; dans le second cas, le délire est froid, tranquille. Cette dernière affection est du caractère des malignes, puisque les symptômes ne sont pas en raison de la cause.

Causes.

La phrénésie, ainsi que l'apoplexie laiteuse, reçon-
noissent pour causes le transport, et les dépôts de la
matière laiteuse ou puriforme sur le cerveau ou sur
les méninges, transport qui se manifeste par la
suppression des deuxièmes ou troisièmes lochies. Ce
n'est pas le lieu de répéter ici ce que nous avons
dit dans un autre endroit sur la nature des inflammations relativement à la frénésie, et sur les affections soporeuses relativement à l'apoplexie : nous
renvoyons à ce qui en a été exposé dans le temps,
si on est curieux de savoir comment et par quel
mécanisme se produisent ces sortes de maladies, et
quel est le genre de lésion que souffrent les parties
qui en sont affectées. Nous ne considérons actuellement les objets que relativement à la cause matérielle qui les occasionne, et qui seule fait toute
la différence : or cette cause matérielle est l'humeur
laiteuse, qui, comme nous l'avons dit, reflue, se
transporte et se dépose sur le cerveau ou sur les
méninges : je le prouve. 1°. Lorsque l'un ou l'autre
de ces accidens arrive, les lochies coulent en moindre quantité, se suppriment même tout-à-fait ;
2°. les mamelles, loin de se gonfler, comme elles le
devroient, se flétrissent ; 3°. si dans le temps il se
fait quelques dépôts sur les parties externes, le
femme est retirée des portes de la mort ; 4°. enfin

l'ouverture des cadavres nous offre un épanchement d'une matière blanchâtre, purulente et laiteuse sur le cerveau : donc on ne sauroit douter que la phrénésie ou l'apoplexie dont sont attaquées les femmes nouvellement accouchées ne trouvent leur cause dans un épanchement laiteux sur le cerveau ou sur les méninges.

Les causes éloignées, disposantes, sont, pour la phrénésie, la force de l'âge, la vivacité du tempérament, celle des passions, la contention d'esprit, la rigidité des fibres, leur sensibilité augmentée ; celles de l'apoplexie sont l'âge, le tempérament sanguin, pléthorique, la manière dont la femme vit, et le peu d'exercice qu'elle a fait pendant sa grossesse, la grosseur de la tête, le peu de longueur du cou, la compression du ventre, des mamelles, lorsqu'elle est faite avec trop de force. Nous ne détaillerons pas comment toutes ces choses disposent, dans le premier cas, à la phrénésie, dans le second, à l'apoplexie : ces faits vous sont connus.

La cause déterminante éloignée est la même dans l'un et l'autre cas : c'est la difficulté que trouve le lait à couler par les mamelles, quand il y est porté, ou à revenir par la matrice, quand on l'étouffe, ou bien c'est la suppression des secondes lochies ou lochies puriformes. Les causes de cette suppression sont toutes celles qui donnent lieu à celles des premières vuidanges, c'est-à-dire, le froid subit, la chaleur excessive, l'inflammation de la matrice, suite des contusions faites par l'accoucheur ; ce peut être encore la mauvaise élaboration de cette matière purulente, ou celle du lait : il faut bien faire attention à cette dernière cause que nous assignons. Nous allons faire, à cet objet, une observation qui est de la dernière conséquence, et d'autant plus qu'elle nous annonce que l'un ou l'autre de ces accidens aura lieu dans les cinq ou six premières heures qui suivent l'accouchement. Le pouls qui étoit dur, serré, embarrassé, doit se développer, se rétablir dans son état naturel ; les fonctions doivent prendre leur cours ordinaire ; la femme doit revenir parfaitement à elle-même ; le sang qui coule alors doit être d'une belle couleur rouge et vermeille : or, quand au bout de cet espace de cinq ou six heures, le pouls reste embarrassé, dur, serré, caché, que les lochies ne sont qu'une sérosité sanguinolente, une sorte de lavure de chair, de matière crue ; ce seul symptôme, quand tout iroit parfaitement bien, doit nous faire tenir sur nos gardes, car sûrement la phrénésie ou l'apoplexie se manifeste le troisième jour. Je ne crains pas d'avancer un pronostic si décidé : une longue et funeste expérience ne m'a que trop fait voir combien l'observation que nous venons de faire est vraie. C'est d'après cette observation que j'ai compris que la cause la plus ordinaire de la phrénésie ou de l'apoplexie laiteuse étoit la mauvaise élaboration, ou de la matière purulente, qui forme les secondes lochies, ou de l'humeur laiteuse, qui constitue les troisièmes. Cela est si vrai, que, dans le temps même de l'accident, la matrice chasse une matière crue, séreuse, dissoute, au lieu d'une matière louable, cuite, ténue ; en un mot, c'est une matière ou un lait qui n'a pas été élaboré.

Observez que les causes déterminantes ont lieu pour toute autre espèce dé dépôt laiteux, soit qu'il se fasse sur le poumon, sur quelques viscères du bas-ventre, à la peau, aux extrémités : le lieu ne porte aucune différence ; c'est pourquoi nous n'y reviendrons pas.

Symptômes.

Il y en a qui précèdent l'accident, qui l'annoncent, d'autres qui l'accompagnent. Quant aux premiers, ce sont les dérangemens du pouls, et cette dépravation des lochies sanguines dont nous venons de parler, effets qui se manifestent dans les cinq ou six premières heures qui suivent l'accouchement. Les fonctions vont parfaitement bien ; mais ce calme apparent est trompeur : veillez, car l'orage est proche ; et en effet dès le deuxième jour la femme commence à être affectée des symptômes de la maladie : or c'est la phrénésie. On apperçoit dans la femme une vivacité qui ne lui est pas ordinaire : elle se trouve un peu agitée ; un rien l'impatiente et la met de mauvaise humeur ; souvent même elle se livre à une joie qui n'a aucun objet, et qui tient de la folie. Ces effets dépendent de la sensibilité augmentée et de l'irritation qui commence à se faire sur les fibres du cerveau. Dans le cas d'apoplexie, la femme est rêveuse, triste, ne dit mot, regarde les assistans d'un œil fixe, tonique : si elle parle, elle déraisonne, répond mal aux questions qu'on lui fait. Ces symptômes marchent d'une manière imperceptible ; de sorte que toutes les sages - femmes, et les trois quarts des accoucheurs, qui ne sont pas au fait de la chose, s'y trompent : mais quand on a vu plusieurs de ces maladies avec attention, il est impossible de s'y méprendre, et il faut agir ; car si l'on attend que le mal soit décidé, il ne sera plus temps, cet état continuant encore.

La femme, dans le cas de phrénésie, ressent une douleur sur la tête, comme si on lui donnoit un coup violent sur cette partie (c'est leur expression). Cette douleur est accompagnée de frissons entre cuir et chair ; et se change en un mal de tête continuel, qui augmente de plus en plus, et conduit au délire furieux ; et la phrénésie existe alors avec tous les effets qui la constatent.

Dans le cas d'apoplexie, la femme, comme nous

l'avons dit, est triste, sombre ; elle déraisonne, éprouve ensuite de légers maux de tête et des étourdissemens, des tintemens d'oreilles ; le visage est un peu rouge ; il paroît se tuméfier un peu, puis la femme tombe tout-à-coup dans l'apoplexie.

Diagnostic.

Il est aisé de connoître l'une ou l'autre de ces maladies ; l'essentiel est de les prévénir : si on est au fait de l'existence de la nature et des accidens, on peut les appercevoir de loin. J'avoue franchement que, les trois ou quatre premières fois que j'ai vu ces choses, j'ai été tout étourdi ; il faut donc s'y familiariser de toute nécessité : aussi, toutes les fois que les lochies sanguines coulent en petite quantité, dès les cinq ou six premières heures qui suivent l'accouchement ; qu'elles sont crues, dépravées, séreuses, sanguinolentes ; que le pouls reste dur, serré, caché sans se développer, tenez-vous pour certains que de trente femmes chez lesquelles ces choses se manifestent ainsi, une ou deux échapperont au plus à la phrénésie ou à l'apoplexie.

Observons cependant, et ceci est très-important, que les symptômes qui annoncent l'une ou l'autre de ces maladies, tels que les bluettes, les déraisonnemens, les douleurs de tête, la tristesse, la joie, etc., ne sont quelquefois que momentanés ;

ils durent une heure, une heure et demie : une ou deux selles, ou bien un flux de lochies, ou une copieuse évacuation d'urine, qui se font en très-peu de temps, les font disparoître. Au bout de cinq ou six heures, ils se manifestent de nouveau ; mais une ou deux évacuations les emportent, et ainsi de suite : cette alternative dure quelquefois sept à huit jours, et il est à craindre pour lors que la femme ne devienne folle ou imbécille : du moins la chose arrive ainsi le plus ordinairement.

Prognostic.

Ces deux maladies sont extraordinairement dange-reuses. Presque toutes les femmes qui en sont attaquées périssent dans les cinq ou six premières heures de l'invasion de la maladie ; quelques - unes seulement, et c'est le plus petit nombre, passent rarement douze. Quand cette maladie se termine autrement que par la mort, c'est toujours par un dépôt qui débarrasse le cerveau. Si cette métastase se fait à l'intérieur, et sur un viscère quelconque, la femme n'en est pas plus à son aise ; elle périt également. Il faut, pour qu'elle soit salutaire, qu'elle se fasse *à parte nobili ad partem ignobilem*, comme sur les extrémités, et pour lors la femme en réchappe ordinairement : je dis ordinairement ; parce qu'on a vu des dépôts être si considérables, que la femme ne pouvoit supporter l'excessive suppuration qui s'en suivoit : elle succomboit. Ce cas, il est vrai, est assez rare; mais communément elle reste estropiée. La plupart de celles qui échappent à la phrénésie ou à l'apoplexie laiteuse, tombent dans la paralysie, à cause du grand dérangement qui s'est fait dans le cerveau. L'humeur, rentrée dans la masse, reprend son cours ordinaire, et va encore affecter cette partie, si on ne procure son évacuation, ou si elle ne se fait pas naturellement : tout l'art consiste à favoriser le dépôt *ad partes ignobiles:* c'est lui qui jugera la maladie. C'est encore une excellente chose que la vulve soit mouillée, parce que cela nous indique que les lochies ne sont pas totalement supprimées ; enfin, un copieux débordement par les selles, ou une abondante excrétion d'urines, grasses, blanches, et même toutes les évacuations, jugent en bien la maladie ; mais il ne faut pas se flatter de la terminer à volonté : elles viennent d'elles-mêmes ; et quand la nature est disposée de ce côté-là, il faut les favoriser et non les solliciter : en tout, il vaut mieux se tourner du côté des mamelles, parce que c'est l'émonctoire naturel de la matière laiteuse.

Curation.

Nous avons à traiter une phrénésie ou une apoplexie : or les remèdes ne réussissent guères que lorsqu'on a prévenu de loin ces maladies. C'est pourquoi
je

je vous recommande la bonne coutume d'examiner les chauffoirs trois ou quatre fois par jour : aussi, dès que je m'apperçois d'une diminution ou d'une dépravation dans les lochies, et aussitôt que je vois paroître les premiers symptômes, je commence à donner les remèdes convenables. Le traitement est le même dans l'un et l'autre cas, à l'exception des saignées, que je fais faire dans la phrénésie, et que je défends dans l'apoplexie. Or, dans la vue de relâcher le canal intestinal, de rendre à la matrice sa souplesse naturelle, et de rappeler du cerveau la matière laiteuse, j'insiste spécialement sur l'usage des lavemens ; j'en fais donner jusqu'à cinq par jour, et j'en rends un purgatif, en le faisant à cet effet avec une assez grande quantité de casse en bâton ; les quatre autres sont seulement émolliens. Je fais appliquer sur la région de la matrice les pulpes des plantes émollientes qui ont servi à faire les lavemens ; j'ordonne une boisson relâchante, rendue un peu emménagogue : ainsi je donne la seconde eau d'orge coupée avec une teinture de safran ou de fleur de camomille, qui est aussi fort bonne ; cette boisson est encore résolutive. Par ce moyen, le tissu des intestins et celui de la matrice sont relâchés, et l'excrétion qui se fait par la vulve augmente pendant ce temps. Dans le cas de phrénésie, il faut saigner autant que le cas l'exige. Je fais raser la tête, pour y

faire des frictions et y faciliter la transpiration.
Dans l'un et l'autre cas , je conseille les bains de
pied dans l'eau chaude , l'usage de quelques errhines
doux, qui ne font point éternuer , mais qui seulement peuvent attirer des sérosités par le nez : telle
est la poudre de racine d'azarum. De temps en
temps, je fais prendre à la femme des potions
antispasmodiques , faites avec les eaux distillées
de tilleul, de fleur d'orange et de caille-lait, les
gouttes anodines d'Hoffmann, ou la teinture de safran ; enfin , un très-bon moyen pour rappeler la
matière laiteuse du cerveau aux mamelles, moyen
qui m'a souvent réussi, c'est de faire teter la femme
par un enfant robuste, qui soit sur la fin de sa
nourriture , ou, ce qui vaut tout autant, par de
petits chiens qui sucent vigoureusement. Quand le
lait y arrive, c'est un bon augure. On applique à
cet effet des serviettes chaudes ; on fait de légères
frictions, toujours dans la vue de favoriser le dépôt
sur les parties. Quand la femme est hors de danger,
je la purge avec la manne , la rhubarbe, quelques
sirops et quelques sels neutres. Je donne , par
exemple, deux fois la purgation suivante :

> *Manne grasse,* deux-onces et demie ;
>
> *Sirop de fleur de pêcher,* deux gros ;
>
> *Rhubarbe choisie,* un gros ;
>
> *Sel catharctique amer,* trois gros.

Je fais continuer les mêmes moyens pendant trois ou quatre jours, ensuite je reviens à la purgation.

Telle est la méthode que je mets en usage en pareil cas ; mais elle ne réussit que quand on s'y prend de bonne heure : le mal arrivé, il n'y a plus de remède. Il reste ordinairement quelques dépôts extérieurs, sur-tout quand on a employé les boissons diaphorétiques ; mais ils se guérissent aisément comme nous le dirons par la suite. Quelquefois, la matière morbifique se porte vers la peau, et produit la fièvre miliaire. Cette maladie est alors critique, et bien moins fâcheuse que l'essentielle, dont nous parlerons dans peu : on la traite comme nous l'enseignerons dans le temps ; enfin, les femmes restent imbécilles, ou folles, ou paralytiques : dans ces sortes de cas il n'y a presque rien à faire.

De la péripneumonie laiteuse.

Quand le lait commence à monter aux mamelles, il prend aux nouvelles accouchées une douleur de côté, accompagnée de toux, crachement de sang, difficulté de respirer, et de tous les autres accidens qui accompagnent l'inflammation de la plèvre du poumon. Or, ou le mal attaque le poumon seul, ce qui est fort rare, et alors il y a péripneumonie ; ou il attaque en même temps le poulmon et la plévre, ce qui forme la plévropneumonie, et cela arrive communément ; ou enfin il n'attaque

que la plévre seulement, et dans ce cas il y a seulement pleurésie ; mais je pense que la plévre ne peut être attaquée d'inflammation sans que le poumon ne soit pris tout aussitôt : en sorte que la pleurésie seule est un être de raison. On peut se rappeler ce que j'en ai dit dans une autre circonstance, en parlant des inflammations de la poitrine. Il suit de là que nous aurons à traiter rarement la péripneumonie seule , jamais la pleurésie , et presque toujours la plévropneumonie.

Cette maladie peut être plus ou moins grave, peut se manifester, ou quand le lait monte aux mamelles , ce qui est le plus commun , ou quand elles se dégorgent, et que le lait redescend vers la matrice, ce qui est plus rare ; le mal est plus dangereux dans ce dernier cas que dans le premier : la plévropneumonie peut être seule ou compliquée ; enfin, l'âge, le tempérament, la saison, apportent quelques différences aisées à saisir : le mal a coutume de prendre le troisième ou quatrième, quelquefois le cinquième jour.

La cause prochaine et immédiate est l'inflammation de la plévre et du poumon, ou de l'une de ces parties sans l'autre. Tous ces symptômes qui se manifestent, la manière de traiter cette maladie, sa terminaison , enfin l'ouverture des cadavres, prouvent ce que nous avançons. Cette inflammation ne diffère de la plévropneumonie ordinaire que par la cause matérielle, c'est-à-dire, par la matière laiteuse qui se porte sur le poumon au lieu d'aller aux mamelles, ou bien qui s'étant déja portée dans ce lieu, oublie sa route pour revenir à la matrice, et former les lochies laiteuses : 1°. parce que les mamelles, au lieu de se gonfler, restent flasques, petites ; donc elles n'ont pas reçu le lait au temps prescrit par la nature : 2°. le mal a tout le caractère des dépôts laiteux ; il est long, rebelle, et occasionne de mauvaises suppurations : il vient toujours avec des frissons irréguliers ; 3°. pendant ce temps la vulve est totalement ou presque sèche ; les lochies laiteuses ne coulent pas, et cependant les mamelles sont vuides ; 4°. la maladie se termine heureusement, et la femme en réchappe quand les tetons, de flasques et flétris qu'ils étoient, se gonflent et se remplissent de lait ; 5°. le même succès a lieu quoique les mamelles ne se gonflent pas, si la métastase se fait sur quelques autres parties extérieures, car alors le poumon se trouve également débarrassé de la matière morbifique : donc la cure matérielle est le dépôt de l'humeur laiteuse sur le poumon.

Les causes éloignées sont la délicatesse de la poitrine, la toux habituelle, la sensibilité exquise du poumon, l'exercice forcé que la femme peut donner à cette partie, comme quand elle est musicienne, chanteuse, actrice ; la mauvaise constitution de la poitrine, son étroitesse. La cause déterminante du dépôt est la mauvaise élaboration du lait, ou de la matière puriforme, qui fait la matière des deuxièmes lochies dont nous avons parlé précédemment, et sur laquelle nous ne reviendrons pas, pour éviter les répétitions.

Symptômes.

Le mal s'annonce par un frisson fort long, puis la douleur de côté se fait sentir, et la fièvre prend en chaud. Cette douleur n'est que gravative, si le poumon est pris ; elle est pungitive, quand la plévre est enflammée, et elle est alors si aiguë, qu'elle empêche la femme de respirer : car, dans la respiration de la poitrine, cette membrane est singulièrement affectée. De là vient que la respiration est petite, gênée ; il n'y a donc que le diaphragme seul qui se meut ; les muscles inspirateurs n'osent pas, pour ainsi dire, se contracter. Pendant ce temps, il y a toux sèche dans le commencement, puis humide ; les crachats sont d'une matière séreuse, qui est un peu sanguinolente, et qui par la suite prend plus de consistance ; il y a fièvre aiguë, caractérisée par la dureté du pouls et par sa contraction, si la plévre est enflammée par une certaine ondulation. Quand le poumon est pris, il y a grande difficulté de respirer, suivant l'engorgement du viscère et l'intensité de la douleur. Enfin il y a douleur de tête considérable, rougeur au visage, grande soif, sécheresse à la peau, et tous les autres symptômes qui accompagnent la péripneumonie ordinaire.

Diagnostic.

Rien n'est si difficile à connoître que cette maladie. Si la femme a grande difficulté de respirer; si la fièvre est aiguë, si le pouls est dur et serré; si la toux est fatigante avec crachement de sang, la plévropneumonie existe. Lorsque le pouls est mollet, flexible, que la difficulté de respirer n'est pas excessive, que la douleur est supportable, il n'y a pour lors que péripneumonie. Le diagnostic de la cause est fort aisé : on voit bien si les mamelles, au lieu de se tuméfier, se flétrissent, si l'excrétion par la vulve se supprime, et si par conséquent il s'est fait un transport de la matière laiteuse sur le poumon. Nous observerons à cet égard une chose qu'il est bien important de remarquer : c'est que, dans le courant du troisième jour, lorsque le lait se porte aux mamelles, ou, ce qui est la même chose, quand la fièvre de lait commence, les parties génitales sont sèches quelquefois pendant douze heures, jusqu'à ce que le lait soit revenu des mamelles à la matrice. Il faut donc bien se garder de prendre cette suppression d'excrétion laiteuse pour un état de maladie, et d'agir en conséquence; on feroit un très-grand mal. Ce qui doit régler à cet égard les jeunes praticiens, c'est l'ordre des fonctions : tant que rien ne paroît, il faut se tenir tranquille ; mais si cette suppression continue, les accidens arrivent bientôt, et on se met en état d'agir.

Prognostic.

Il est très-grave, soit qu'il y ait seulement péripneumonie, soit que la pleurésie y soit jointe. Cette maladie donne lieu à une très-mauvaise suppuration ; elle est d'un très-mauvais genre ; elle délabre le poumon, et fait ordinairement périr la femme. Quant à la curabilité, ce mal n'est pas aussi dangereux que la phrénésie ou l'apoplexie laiteuse ; il donne au moins le temps de pouvoir agir ; il dure six, huit et même dix jours, comme toutes les autres inflammations.

La plévropneumonie se termine par résolution, ou par une abondante excrétion de crachats ; ou par suppuration, auquel cas la malade périt à la longue, ou par gangrène, qui tue sur-le-champ. Cette maladie se juge encore par une métastase, qui est heureuse ou malheureuse. Elle est malheureuse, quand le transport se fait *à parte nobili ad partem nobiliorem*, comme quand le lait quitte les poumons pour se porter au cerveau ou sur tout autre viscère où la présence de la matière est aussi funeste. Il faut donc, pour que la métastase soit heureuse, que le transport se fasse sur une cuisse, une jambe, ou quelqu'autre partie extérieure. Cette maladie peut aussi se juger en chassant la matière laiteuse par trois émonctoires ; savoir, par la sueur, les urines, et par les mamelles. Il ne faut pas tenter la première voie, parce qu'il est d'expérience que les diaphorétiques nuisent très-fort dans ce cas. La seconde, c'est-à-dire, celle des urines, est très-favorable, et on observe que les urines épaisses, troubles et chargées, jugent d'une manière complète la maladie ; mais il est très-difficile de procurer cette excrétion des urines, et encore telle que nous venons de dire, parce qu'il n'est pas au pouvoir du médecin de provoquer à son gré ni la sueur, ni les urines ; il ne faut donc tenter ces moyens que quand la nature incline de ce côté. Reste la troisième voie, celle des mamelles ; elle est fort favorable : c'est une voie toute ouverte, destinée à recevoir le lait ; on peut même l'y déterminer avec une sorte de facilité : c'est donc la seule que nous ayons à tenter ; elle nous réussira presque toujours.

Curation.

La maladie que nous avons à traiter est une inflammation ; elle ne diffère des autres péripneumonies que par la cause matièrelle : il faut donc traiter comme dans les autres inflammations du poumon, et avoir égard à la matière laiteuse, qui demande à être détournée, et portée à son émonctoire naturel, c'est-à-dire, aux mamelles : remplissons ces objets. Ou la fièvre est venue dans le temps même de la fièvre de lait, ou elle ne s'est manifestée qu'après le dégorgement des mamelles ; le premier cas étant plus dangereux, il faut aller promptement en besogne : au reste, le traitement est le même. Voici la manière dont je me conduis, si le cas presse : je fais faire trois, quatre et même cinq saignées, dans la vue de dégorger promptement ce viscère, auquel tout le sang de la machine aborde. La première saignée est de trois palettes, la suivante est de deux ou deux et demie, selon l'intensité de la maladie et la force de la malade ; j'ordonne ensuite les boissons rafraîchissantes, délayantes et légèrement résolutives et emménagogues. Ainsi je donne une infusion de fleur de tussilage, coupée avec une teinture de safran, ou une seconde eau d'orge coupée avec l'infusion de camomille, qui est très-bonne. La malade doit en boire de demi-heure en demi-heure : les lavemens émolliens se donnent de trois en trois heures. Après chaque saignée, et lorsque la détente est opérée et que le pouls est mollet, que la douleur est presque tombée, ce qui arrive dès la troisième ou quatrième saignée, je donne un émétique, sur-tout quand il y a indication, comme rots, nausées, bouche puante, etc., et ce remède produit alors un double effet. 1°. Il vuide l'estomac, 2°. il excite des compressions, en vertu desquelles la matière laiteuse est poussée vers la matrice, pour peu qu'elle y ait de disposition. Enfin je continue les boissons, les lavemens, et je tiens le ventre libre, au moyen de quelques apozèmes, dans lesquels je fais dissoudre deux onces de manne, ou un gros de quelque sel, celui de duobus : c'est dans ce temps qu'il faut s'attacher à la deuxième indication, c'est-à-dire, à pörter le lait dans les mamelles. Pour cet effet, on y applique des sachets émolliens, des serviettes chaudes ; enfin on diminue la résistance de ces parties par tous les moyens convenables. J'ai balancé plusieurs fois d'appliquer les vésicatoires sur les extrémités inférieures pour déterminer un dépôt critique ; mais je n'ai pas encore osé le faire : cependant, comme la péripneumonie laiteuse est du caractère des fausses péripneumonies, les vésicatoires doivent être fort utiles : j'y exhorte ceux qui auront assez de hardiesse pour le tenter.

De la suppression des troisièmes lochies, ou dépôts laiteux proprement dits.

Les dépôts laiteux proprement dits sont ceux qui arrivent à la région du ventre et sur toute l'habitude du corps. Ces dépôts ne diffèrent cependant pas de celui dont nous venons de parler ; si ce n'est par le lieu et le degré d'intensité. Ils sont internes ou externes. Les premiers se font, ou dans l'espace où sont placés les reins, à côté du psoas, ou vers la région de la vessie, ou bien entre les lames du mésentère, ou entre celles du péritoine ; les seconds se font dans toute la circonférence du ventre et aux extrémités. Si les dépôts laiteux, tant du ventre que des extrémités, varient d'abord à raison de leur siége ; ils varient encore à raison de leur intensité, et par la quantité de matière qu'ils contiennent : ils ont coutume de paroître du premier au quinzième mois. Ceux qui surviennent à un terme si reculé se voient chez les nourrices, quand, au bout de ce temps, elles cessent leur nourriture. Les dépôts varient à raison de l'âge ; les femmes âgées y sont plus exposées que les jeunes, qui n'ont eu qu'un ou deux enfans : ils varient encore selon la saison, le tempérament et la manière de vivre ; ils sont plus communs en été qu'en hiver, à cause du peu de soin que les femmes prennent de se garantir de l'air extérieur. Les femmes pléthoriques, celles qui mangent beaucoup, qui font peu d'exercice, y sont plus sujettes que celles qui en font beaucoup, qui mangent peu, et qui sont très-délicates ; enfin ces dépôts sont simples ou compliqués avec d'autres maladies, comme avec l'ascite, l'œdème.

Causes.

La cause prochaine est le reflux de la matière laiteuse dans les vaisseaux de la partie. Ce reflux se fait, ou en vertu de la suppression des troisièmes lochies chez les femmes qui étouffent leur lait, ou d'un obstacle invincible que trouve le lait à se porter aux mamelles chez la femme qui nourrit : le cas est rare, à la vérité. Cet arrêt de la matière laiteuse occasionne dans les vaisseaux un spasme, une crispation, un érétisme et la fièvre aiguë : or tous ces effets continuent et augmentent l'inflammation ; c'est donc toujours la même chose qu'un dépôt laiteux. Quel qu'il soit, et dans quelque partie qu'il arrive, il produit toujours une maladie inflammatoire. Nous observerons à cet égard que les dépôts laiteux se font communément dans les endroits munis de beaucoup de vaisseaux lymphatiques et de tissus cellulaires : telles sont les membranes, les aponévroses.

Les dépôts externes sont donc de véritables phlegmons, qui ne diffèrent des phlegmons ordinaires que par la cause matérielle qui les produit. Il paroît aussi que, dans le phlegmon laiteux, il y a beaucoup de vaisseaux lymphatiques engorgés, et peu de sanguins, pendant que, dans le phlegmon ordinaire, peu de vaisseaux lymphatiques sont pris, mais beaucoup de sanguins. Les causes disposantes sont la foiblesse de la partie sur laquelle se fait le dépôt, le froid qu'elle aura souffert, une maladie qui l'affecte actuellement ; par exemple, une femme a une inflammation légère à la jambe, à la cuisse, ou bien elle a une dartre, un œdème : ce sera donc là que le dépôt se fera : de toutes les parties du corps, les extrémités inférieures sont les plus exposées aux dépôts laiteux. La cause procatartique est la suppression des parties laiteuses, et tous les agens qui y donnent lieu.

Symptômes.

Voyons d'abord ceux qui d'ordinaire accompagnent les dépôts laiteux du ventre. La femme qui, avant, se portoit bien, éprouve, vers le douzième ou quatorzième jour, un mal-aise universel ; elle est triste et mélancolique ; elle ressent de petits frissons irréguliers, des douleurs dans les reins ; il y a insomnie et une petite fièvre : ces symptômes annoncent un dépôt laiteux qui va certainement se faire dans quelques parties du ventre. S'il n'est pas véritablement formé, on peut le prévenir, et c'est le vrai temps de placer les remèdes pour cet effet : autrement tous les accidens ou symptômes acquièrent de l'intensité, et de nouveau se font appercevoir. Ce sont des engourdissemens à la cuisse ou à la jambe, du côté où se fait le dépôt : ces engourdissemens dégénèrent bientôt en douleur, et la partie se tuméfie. Lorsque le dépôt se fait en arrière, ses effets sont plus sensibles que quand il se fait vers la région de la vessie : pendant ce temps, la fièvre devient vive, les douleurs du ventre augmentent de plus en plus. Lorsque le dépôt est fait, les symptômes sont des plus graves ; il y a fièvre aiguë, excessive, sécheresse à la langue et à la peau ; la malade urine en petite quantité ; elle a le ventre tendu, exactement tuméfié, douloureux ; la peau s'élève dans l'endroit, et fait une espèce de pointe : c'est-là où le dépôt doit s'ouvrir. Les cuisses et les jambes sont tuméfiées, douloureuses ; les douleurs se font spécialement sentir le long du trajet des vaisseaux, ce qui prouve que la matière laiteuse fuse dans le tissu cellulaire, qui lui sert de gaine ; quelquefois le gosier se gonfle, et est parsemé d'aphtes qui font tousser la malade ; mais pour cela il ne faudroit pas conclure que le dépôt s'est fait sur la poitrine ou sur le gosier.

Les effets des dépôts externes sont une tumeur noire circonscrite, toute la partie est tuméfiée ; mais dans le lieu où est le foyer du dépôt, on voit une masse distinguée, plus ou moins grosse, dure, inégale et dont la forme varie beaucoup : tantôt c'est celle d'un œuf de poule, tantôt celle d'un cervelas ; quelquefois, celle de dix à douze tumeurs à la file les unes des autres, séparées ou arrangées circulairement : enfin il n'y a rien de fixe à cet égard. Souvent ces dépôts abandonnent une partie pour se porter sur une autre et y produire les mêmes effets; la partie ne peut se mouvoir sans grande douleur. Pendant ce temps la fièvre est aiguë, la soif considérable, la bouche sèche, les sécrétions diminuées; la vulve est presque sèche, ou du moins l'écoulement des vuidanges est beaucoup diminué, et quelques symptômes vaporeux se font sentir.

Diagnostic.

Il est aisé de connoître les dépôts laiteux du ventre lorsqu'ils se forment ou qu'ils sont formés, sur quoi nous observerons que les signes qui annoncent les espèces de dépôts; savoir, les frissons irréguliers, la diminution dans l'écoulement des lochies, les douleurs des reins, des cuisses, etc. sont des signes certains; on peut partir d'après eux pour établir le prognostic du dépôt qui va se faire : la sécurité dans le diagnostic doit être la même que dans le cas de pleurésie ou d'apoplexie laiteuse. Je ne me trompe pas, et la chose est intéressante à appercevoir; car il vaut mieux prévoir le mal que de le guérir quand il est fait, et sur-tout un mal tel que celui que nous allons avoir à traiter.

Les dépôts laiteux externes sont fort aisés à connoître. On voit une cuisse fort enflée, parsemée de
petites

petites tumeurs dures , rouges et enflammées , qui, gênent la circulation , produisent œdème et tuméfaction dans toute l'extrémité ; d'ailleurs, l'écoulement des lochies laiteuses est diminué : en voilà plus qu'il n'en faut pour établir le diagnostic. Il faudroit faire en sorte de prévoir ces dépôts ; un médecin au fait ne s'y trompe pas plus que pour les dépôts laiteux du ventre : ce sont encore ces premiers symptômes qui doivent guider.

Prognostic.

Il est fâcheux tant pour les dépôts du ventre que pour ceux des extrémités ; les uns et les autres sont mortels non pas par eux-mêmes , mais par l'énorme suppuration qui arrive : la femme la plus robuste succombe le plus souvent.

Les dépôts externes peuvent changer de place , rentrer , se jeter sur quelques parties nobles et tuer la malade en très-peu de temps. Quant à la curabilité, les dépôts se guérissent difficilement : la résolution est le seul moyen que nous devons tenter ; et la chose est malheureusement impossible si le dépôt est déja formé. La suppuration qui arrive est presque toujours de mauvais genre ; la matière est moitié aqueuse, moitié laiteuse, marbrée, semblable au fromage, à la graisse fondue : il n'y a pas de coction , point d'élaboration. La suppuration des dépôts du ventre dissèque quelquefois tous les muscles de cette partie, fond le tissu cellulaire qui les lie les uns aux autres ; d'autres fois, il se forme des poches çà et là remplies d'une matière aigre, fromagée, et puante, dans laquelle on voit nager le tissu cellulaire à moitié fondu. Les dépôts laiteux se terminent rarement par la gangrène, à moins qu'ils ne soient énormes.

Curation.

Nous avons trois cas à considérer ici : ou le dépôt, soit du ventre, soit des extrémités, ne fait que menacer, ou il se forme, ou il est déjà formé.

Dans le premier cas, on parviendra toujours à tirer les femmes d'affaire, si l'on prévoit la formation du dépôt, et si on met promptement en usage les remèdes indiqués : or, dans le cas de simple menace, je commence à faire saigner une fois la femme ; j'ordonne une abondante boisson. Je ne saigne pas, si la femme est vaporeuse ; mais je rends sa boisson légèrement diaphorétique, emménagogue, résolutive, et je fais donner des lavemens de trois en trois heures. Pendant ce temps, je fais en sorte de rappeler la matière laiteuse aux mamelles ou à la matrice. Pour le premier objet, je fais teter la femme par un enfant ou par des chiens ; en même temps je fais faire des embrocations sur les mamelles, j'y fais appliquer des herbes émollientes cuites et hachées bien menu, et je couvre avec des serviettes bien chaudes.

Si je veux dériver vers la matrice, je fais donner des bains de pieds et de jambes, des frictions sèches sur les cuisses pour rappeler le sang ; je donne les bains de vapeur à recevoir par la vulve : le lendemain, je donne une potion purgative en règle, faite avec les amers, autant qu'il est possible, et les acides ; le surlendemain, je continue le même traitement : mais, pour tenir le ventre libre, je fais prendre dans la journée l'apozème fait avec les plantes nitrées et résolutives, comme la chicorée sauvage, la scolopendre, avec les feuilles d'armoise et les fleurs de camomille ; j'y ajoute un gros ou un gros et demi de quelques sels neutres, comme le sel de Glauber, de Seignette, etc. Ces apozèmes font faire trois ou quatre selles, ce qui est très-bon pour détourner la matière laiteuse. Si la partie où veut se faire le dépôt commence à se prendre, je fais appliquer le cataplasme de mie de pain, rendu résolutif avec le safran et le jaune d'œuf ; je fais des embrocations avec quelques huiles bien douces, et des douches, pour tenir la partie propre à faciliter la transpiration ; je continue ce traitement jusqu'à ce que les symptômes qui annoncent le dépôt soient dissipés.

2°. Quand le dépôt se forme, il faut tenter la résolution et faire tout son possible pour éviter la suppuration. Le même traitement que nous venons déjà d'exposer doit avoir lieu ; seulement, il faut aller vîte en besogne ; une heure de perdue est funeste : tout ce qu'on applique sur le ventre et sur la partie doit être résolutif : il faut répéter les saignées plus ou moins , suivant l'état de la femme, faire boire abondamment , multiplier les lavemens, et sur-tout ne pas perdre de vue , ni les mamelles, ni la matrice , où la matière laiteuse doit être rappelée.

3°. Quand le dépôt est formé , la fluctuation est manifeste ; il va sortir une matière ichoreuse, fromageuse : que faire ? 1°. tarir la source du dépôt , ce qui est difficile ; 2°. favoriser une bonne suppuration , ce qui est presque impossible ; 3°. détourner la matière laiteuse et la rappeler dans ses couloirs naturels. Comme cet état sera long, il faut d'abord songer au régime que tiendra la femme ; on soutiendra donc les forces avec les consommés seuls ou avec le vin ; on donnera les œufs frais, les gelées, les jaunes d'œufs délayés dans le bouillon ; la boisson ordinaire doit être légèrement apéritive, résolutive et un peu emménagogue : ainsi on la fait avec l'infusion de camomille, de scolopendre, et on ajoute deux gros de quelques sels neutres sur une pinte de l'infusion susdite. Les passions de l'ame doivent être réglées , l'air tempéré, le sommeil paisible : ces articles ainsi déterminés, on vient aux remèdes. J'ai traité en 1754 une femme d'une énorme dépôt ; elle succomba , malgré mes soins, à la prodigieuse suppuration qui suivit. Voici le fait. Quoique le succès n'ait point couronné mes peines, cette narration jettera du jour sur cette affreuse maladie.

Une marchande de la halle me fait appeler : cette femme, de l'âge de trente ans, étoit d'un tempéramment délicat. Je trouvai que le ventre étoit énormement tendu, tombant sur les cuisses. Environ trois travers de doigt au-dessus du nombril, étoit une ouverture qui donnoit issue à la matière purulente ; aux environs et sur toute la surface du ventre, étoient des tumeurs douloureuses, enflammées ; il y avoit fluctuation décidée dans la capacité du ventre ; les urines ne couloient pas ; il y avoit des aphtes à la langue, aux lèvres, au gosier, qui l'empêchoient d'avaler ; il y avoit douleur à la gorge, sans toux ; enfin il y avoit fièvre aiguë, mal de tête considérable, soif excessive : tel étoit l'état de la malade.

Je lui donnai, pour soutenir ses forces, un jaune d'œuf dans un bouillon, et de temps en temps une cuillerée de bon vin vieux, avec un peu de sucre ; malgré la foiblesse de la malade, je la fis lever, et même un peu promener, pour faire couler les urines : je lui donnai pour boisson une légère infusion de fleur de camomille, de safran et de somnités d'absinthe ; dans chaque pinte de tisane, je mis deux gros de sel duobus ; je fis toucher les aphtes deux fois le jour avec un pinceau trempé dans de foible esprit de vitriol, coupé avec de la décoction de guimauve ; je prescrivis, de trois en trois heures, les lavemens faits avec la décoction de pariétaire, de mercuriale et de tanaisie, dans chacun desquels je fis délayer quatre onces de miel commun. Pendant ce temps, je fis appliquer sur toute la surface du ventre des cataplasmes faits avec la feuille d'armoise, de matricaire et le miel rosat : je les faisois renouveler de trois en trois heures, et chaque fois je faisois faire des embrocations avec l'huile d'hypericum ; je bassinois la circonférence avec l'eau-de-vie camphrée, mêlée par tiers avec le vin, parce que la place étoit menacée de gangrène, et par la même raison je faisois appliquer autour de la plaie du baume d'Arceus : tels furent les remèdes du premier jour. Voici les effets qu'ils produisirent.

Dès le premier jour, les urines commencèrent à couler, mais elles étoient claires ; le ventre se lâcha, se rammollit un peu, devint moins douloureux, et diminua un peu de volume ; mais la plaie resta la même : la fièvre se calma beaucoup, et les apthes devinrent moins douloureux. Tous ces heureux succès se manifestèrent dans les premières vingt-quatre heures. Le deuxième jour, je trouvai la femme dans l'état que je viens de dire ; je lui donnai le purgatif en règle, dont voici la formule :

Manne grasse, sirop de Rhamnus, de chaque une once;
Rhubarbe et sel catharctique, de chaque un gros,
Dans une décoction de chicorée, divisée en deux verres.

Je fis prendre la potion ainsi partagée, à trois heures d'intervalle. L'évacuation qu'elle produisit étoit semblable à du lait caillé étendu dans une liqueur jaunâtre.; la fièvre étoit totalement tombée. On leva la malade dans l'après-midi : elle eut envie de dormir, et les différens mouvemens qu'elle fit occasionnèrent une crevasse au ventre, par laquelle sortirent brusquement trois pintes de lait caillé, sans odeur, mais d'une couleur jaunâtre. La malade se trouva mal après cette évacuation, parce que les gens qui étoient autour d'elle, étant peu instruits, n'eurent pas la précaution de serrer le ventre, pour continuer la compression qui se faisoit sur l'aorte ventrale. La plaie sur le soir étoit plus livide, plus étendue, et plus douloureuse dans le lieu découvert, mais insensible à la circonférence.; les foiblesses continuoient encore quand je revins; il étoit pour lors sept à huit heures du soir : je fis appliquer sur la plaie un cataplasme ; j'ordonnai, pour remédier aux foiblesses, une potion qu'on donna par cuillerée, composée comme il suit :

Eau de fleur d'orange, de matricaire et d'armoise, de chaque deux onces;
Eau thériacale, trente gouttes;
Teinture de castoreum, cinquante gouttes,
Pour une potion à prendre par cuillerée.

La femme sua beaucoup pendant la nuit ; il sortit par la nouvelle plaie une pinte à peu près de la même matière ; les foiblesses cessèrent : elle prit, outre la potion, deux cuillerées de vin ; la plaie ancienne étoit d'un fort mauvais genre. Le lendemain, quand j'arrivai, je fis continuer une partie des autres remèdes. Le troisième jour, je fis continuer les boissons, donner des lavemens de quatre en quatre heures ; je fis bassiner tout le ventre avec de l'eau-de-vie camphrée, puis appliquer les cataplasmes émolliens et résolutifs, faits avec la mie de pain, le lait, le safran, les sommités d'absinthe et le jaune d'œuf dans chaque cataplasme, un pour chaque plaie ; j'y ajoutai le styrax : la femme prit deux bouillons, avec le jaune d'œuf dans chaque, un, le matin avant de se lever, l'autre, le spir en se couchant. De temps en temps on couchoit la femme sur le côté ; on tira encore trois pintes de liqueur dans la journée, et par degrés, ce qui fait, avec les quatre pintes précédentes, sept pintes : cet état fut le même durant la nuit, et elle fit deux selles.

Le quatrième jour, j'ordonnai deux gros de sel Seignette dans la boisson ordinaire, qu'elle prit à neuf heures du matin, et deux gros de sel d'epsom dans un autre verre de boisson, pour les deux heures après-midi. La plaie allant mieux, je fis continuer les mêmes topiques. Les aphtes se net-

toyoient ; on continua à les toucher avec l'huile
de vitriol et la décoction de guimauve : on ne
donna que deux lavemens ; les cataplasmes furent
exactement appliqués et renouvelés de trois en trois
heures, ainsi que les frictions avec l'eau-de-vie
camphrée. On continua tous ces remèdes pendant la
nuit ; la femme évacua pendant la journée, et le
lendemain elle fit deux selles.

Le cinquième jour, je trouvai la malade dans le
meilleur état du monde. Le ventre, fort diminué,
n'étoit point douloureux ; les urines étoient fort
abondantes, blanches, comme si on y avoit délayé
du fromage mol ; les aphtes étoient presque cicatrisées, la fièvre presque tombée ; le pouls n'étoit
plus que fébrile, la chaleur presque naturelle ; le
nombril se trouvoit encore entouré d'un bourlet
dur, de la largeur de trois travers de doigt, et une
tumeur se faisoit sentir du côté droit, mais la douleur étoit presqu'entièrement tombée ; le côté
gauche étoit entièrement dégagé ; les muscles du
bas-ventre étoient disséqués : le tissu cellulaire
ayant été fondu, il s'étoit formé une escarre autour
de la plaie, séparée par une ligne, et enflammée.
Cette plaie, après la chûte de l'escarre, resta
belle, vermeille, et n'avoit plus de disposition à
devenir gangreneuse. Je lui fis prendre ce jour-là
deux gros de sel catharctique amer dans deux bouillons, et pour boisson celle des jours précédens ;

je fis encore appliquer le cataplasme accoutumé;
je fis donner, le matin, un peu de nourriture, qui
consistoit en deux œufs frais, un bouillon, où je
fis également délayer un jaune d'œuf. Pour le soir,
et dans le courant de la journée, elle prit des bouillons de demi-heure en demi-heure ; et dans la vue
de soutenir ses forces qui étoient singulièrement
épuisées, par-dessus chaque bouillon je fis donner
une cuillerée de bon vin.

Le sixième jour, le même état continua, ainsi
que le jour d'après. Je fis prendre dans l'après-
midi les sucs épurés de scolopendre, de bourrache,
buglose, à la dose de deux onces, avec un gros
de sel d'epsom. L'évacuation qui se fit pendant
ces jours peut être évaluée à trois pintes, ce qui
fait dix pintes avec les précédentes, et le ventre
paroissoit en contenir encore cinq ou six. Cela
paroît prodigieux ; cependant, rien de plus vrai.

Le septième jour les choses changèrent : La nuit
qui le précéda, la femme fut attaquée de foiblesses,
de syncopes, qui devinrent même fréquentes, et
la fièvre se ralluma : ce qui me détermina à retran-
cher les nourritures solides. La malade avoit le pouls
petit, mais sans chaleur surnaturelle ; la langue
étoit sèche, sans soif ; elle sentoit comme une barre
de fer rouge dans la région de l'estomac, et vomis-
soit de temps en temps une matière verdâtre, peu
liée, et qui paroissoit contenir une matière de lait

caillé. Ce symptôme me détermina à donner un émético-catharctique avec *stibié*, un grain ; *manne*, *sirop de pêcher*, une once ; *sel Glauber*, un gros. Les foiblesses devinrent encore plus fréquentes après l'effet du purgatif, qui évacua une grande quantité de matière. Je donnai aussi le quinquina, comme stomachique et antiseptique, à la dose de deux gros, deux fois par jour, avec le tartre vitriolé, à la dose de douze grains, dans un bouillon : elle ne fit usage de ce remède que pendant un jour. La douleur et la tumeur du ventre ne se faisoient pas toujours sentir ; mais la fonte continuant avec abondance, une poche fournissoit une grande quantité de matière, et les foiblesses étoient fort fréquentes, quoique d'ailleurs le pouls se soutint : la face étoit cadavéreuse. Voyant que les foiblesses étoient si opiniâtres, je pensai qu'elles avoient pour cause la dépravation de la matière morbifique, qui, accumulée depuis long-temps dans la cavité du ventre, s'étoit apparemment pourrie, et avoit pris un caractère d'alkalescence, et par conséquent ennemi du suc vital. En partant de cette idée, je me déterminai à combattre la matière par les acides.

Le huitième jour, la maladie continuant, j'ordonnai une légère limonnade, faite avec quatre onces de suc de limon sur deux pintes d'eau, quelques cuillerées de vin de Malaga, et une potion cordiale, faite avec les eaux de chardon béni, de scorsonere , de scabieuse et de quelques gouttes de lilium de Paracelse ; je la fis prendre par cuillerées. Ce remède fut suivi de bons effets : tous les symptômes effrayans disparurent, les urines et les excrémens coulèrent en abondance , les plaies revinrent en un fort bon état.

Le neuvième jour, on continua les mêmes remèdes ; savoir, la limonnade, et la boisson ordinaire, qu'on donnoit par intervalles et d'heure en heure , ainsi que le vin de Malaga : on reprit l'usage du quinquina à la dose d'un scrupule , et le tartre vitriolé dans un bouillon , trois fois par jour, l'un à huit heures du matin, l'autre à midi., et le dernier à huit heures du soir. On donna deux bouillons avec le jaune d'œuf, le premier, avant la deuxième prise de quinquina , le deuxième, avant la troisième prise. La malade ne se leva pas , crainte des foiblesses. On continua ce genre de traitement pendant deux jours : les choses allèrent le même train ; la plaie étoit belle ; le douzième jour elle se ferma : je purgeai la femme , et elle rendit des matières laiteuses. Les symptômes continuèrent toujours à diminuer; la malade commençoit à prendre des nourritures solides. Toutes les tumeurs du ventre étoient diminuées et même dissipées ; les urines étoient blanches et grasses : ces choses durèrent jusqu'au quatorzième jour ; mais après , les foiblesses recommencèrent; la plaie prit de nouveau un mauvais caractère ; la fièvre se ralluma , le pouls fut petit et contracté : je mis en usage les remèdes qui avoient déja réussi ; mais ils échouèrent cette fois, et la femme mourut le seizième jour dans les foiblesses, après avoir donné tant de sujets d'espérance. Telle est l'histoire de cette maladie.

J'ai depuis réfléchi sur le mauvais succès de cette cruelle maladie, et sur celui de deux ou trois autres. J'avoue, de bonne foi, qu'il y a de ma faute ; je ne mis pas en usage certaines précautions que les réflexions que j'ai faites depuis m'ont suggérées. Cherchant la cause de l'énorme fonte qui arrive en pareil cas , et des syncopes obstinés qui tuent les malades ; j'ai cru la trouver dans le long séjour que fait la matière purulente dans le bas-ventre ; car c'est un axiôme en chirurgie que *le pus fait le pus ;* il faut donc trouver un moyen d'évacuer promptement cette matière, et l'ouverture qui se fera d'elle-même ne suffira jamais : je conseille donc, dans ce cas, de faire une contre-ouverture à la partie la plus déclive avec le pharingotome , et d'entretenir les deux plaies ouvertes pour faciliter l'issue de la matière : alors elle s'écoulera à mesure qu'elle se formera , et elle ne favorisera pas la fonte des parties ; la suppuration sera donc moins abondante. On évitera par ce moyen les fréquentes rechûtes que j'ai vues dans le traitement de la maladie que je viens de décrire , puisqu'on empêchera le passage d'une matière putride et alkaline, et même d'un principe volatil dans le sang. L'expérience m'a démontré encore que rien n'étoit si bon pour bassiner la plaie qu'une eau légèrement savonneuse, soit naturelle, soit artificielle, ainsi que les eaux de Barèges, de Balaruc, qui sont très-bonnes, et j'en fais boire à la malade une pinte par jour. S'il survient disposition gangreneuse dans les bords de la plaie, j'agis en conséquence.

La même expérience m'a appris combien il est salutaire de porter le lait aux mamelles, en faisant teter la femme par des chiens, en faisant des frictions sur les tetons, et des embrocations, précautions, je le répète, que je n'ai pas prises dans le traitement ci-dessus : enfin, je reconnois combien l'application des onguens est pernicieuse dans les dépôts laiteux ; ils accélèrent la gangrène et déterminent la pourriture. Telles sont les réflexions que j'ai faites sur le malheureux succès de la maladie que je viens de traiter, et les changemens que j'ai cru devoir apporter au traitement. Profitez de mes fautes, citoyens, que je ne crains pas de vous dévoiler, et mettez en usage, quand le cas l'exigera, les moyens dont je viens de vous faire part.

De l'engorgement laiteux des mamelles ou du poil.

Lorsque le lait s'arrête dans les seins, il y forme une tumeur rouge, douloureuse, enflammée, quelquefois égale, plus souvent raboteuse, accompagnée de suppression des lochies, de fièvre aiguë, et qui se termine au bout de quelque temps par la suppuration. Tel est en peu de mots le tableau de la maladie à laquelle les bonnes gens ont donné le nom de *poil*, s'imaginant que chaque petit vaisseaux étoit bouché par un poil. D'où a pu naître cette idée folle et singulière? je l'ignore.

Cet engorgement se fait également chez les femmes qui nourrissent comme chez celles qui ne nourrissent pas; c'est apparemment par cette raison qu'on trouve cette maladie décrite dans les ouvrages des médecins grecs, tandis qu'on n'y voit pas un mot des autres maladies laiteuses : or l'engorgement laiteux des mamelles diffère beaucoup à raison de son intensité. Les deux mamelles sont quelquefois prises; le plus souvent il n'y en a qu'une où le mal se manifeste dès le premier moment du transport de la matière laiteuse. Plusieurs jours après, l'engorgement s'augmente et se manifeste quelquefois aux deux mamelles, ou bien dans le tissu glanduleux, ou enfin dans les deux. Le tempérament, l'âge, la complication apportent encore quelques différences; mais communément le mal est simple.

Causes.

La prochaine est l'arrivée, l'accumulation, la congestion du lait dans les tuyaux lactiferes et le tissu cellulaire, et l'évaporation de la partie la plus séreuse du lait. Les causes disposantes sont la petitesse du pouls, sa mollesse, la mauvaise habitude de serrer la femme plus qu'il ne faut après l'accouchement. Le lait distend les mamelles (malgré la prétendue précaution pour conserver la beauté du sein), gagne sous l'aisselle, s'épanche dans le tissu cellulaire, et forme la maladie dont nous parlons. Les causes déterminantes sont, 1°. le froid auquel s'expose la femme dans les premiers jours de sa couche. Le froid est très-propre à produire l'engorgement inflammatoire, témoin les engelures, les gangrènes subites qui attaquent les habitans du Nord. On sait que les artères mammaires sont très-petites, qu'elles viennent spécialement de la thoracique externe : qu'elles sont exposées à l'impression de l'air extérieur ; de là il suit que le mouvement du sang y doit être ralenti singulièrement. 2°. La chaleur excessive peut de même déterminer cet arrêt, en desséchant les solides par l'évaporation de l'humeur la plus ténue. Les vaisseaux peuvent encore essuyer une crispation par le lait devenu âcre. 3°. Les saisissemens subits sont encore cause déterminante de ce mal, en occasionnant un

spasme

spasme universel ; cependant cette cause est assez rare. 4°. Une cause qui a communément lieu, c'est le mauvais usage des astringens appliqués sur les mamelles. Ces remèdes suspendent l'excrétion du lait, ces parties se tuméfient et s'engorgent.

Symptômes.

La mamelle ou les mamelles se tuméfient peu à peu, prennent une surface égale, si le tissu cellulaire est engorgé ; raboteuse et pleine d'aspérités, quand le tissu glanduleux est pris tout seul ; enfin, elle est en partie lisse et en partie raboteuse, lorsque tous les deux sont engorgés. Ce dernier cas est le plus commun. La femme éprouve d'abord des élancemens dans la mamelle ; la fièvre s'allume, et est caractérisée par un pouls gros, et par un mal de tête plus considérable que la fièvre ne le comporte. Ce symptôme est particulier à cette fièvre, qui est plus ou moins vive à raison de l'intensité de l'engorgement.

Pendant ce temps, les sueurs, les urines, les excrémens (supposé qu'ils aient cours), sentent l'aigre, odeur due à la matière laiteuse qui se fait jour de toutes parts ; les urines coulent en petite quantité, et déposent une matière blanche ; enfin, si on laisse aller le mal sans y porter aucun remède, les symptômes de la suppuration se manifestent, et ils forment un abcès, qui est toujours d'un mauvais genre par la nature du pus qu'il donne.

Diagnostic.

Le mal est aisé à connoître par la tuméfaction, l'engorgement et la douleur des mamelles ; par la fièvre, l'odeur des urines et des sueurs on connoîtra aisément les causes et les différences : mais la congestion est-elle dans le tissu cellulaire ou dans les glandes, ou dans les deux ensemble ? l'égalité de la tumeur annonce que le tissu cellulaire est pris ; les différentes élévations et aspérités de la mamelle indiquent, au contraire, l'engorgement du tissu glanduleux ; enfin l'assemblage de ces deux derniers et les différens symptômes nous font connoître le double engorgement.

Prognostic.

Le mal, à la rigueur, n'est pas bien fâcheux : la mamelle n'intéresse pas absolument l'économie animale ; sa fonction peut être anéantie, et le reste aller son train : mais les accidens qui suivent ces engorgemens sont toujours fâcheux. Ce sont des abcès, des ulcères, des délâbremens considérables, des fistules, qui arrivent même quand le lait continue par la suite à couler par une ou plusieurs plaies qui n'ont pu se cicatriser ; la femme ne court risque de périr que quand on répercute le lait à l'intérieur.

Quant à la curabilité, on guérit difficilement. Ce qu'il y a de plus fâcheux dans ce mal, c'est qu'il laisse dans la partie même, après son entière guérison, une disposition à s'engorger de nouveau : dans les couches suivantes, cette maladie est le germe, la source première des cancers futurs.

Curation.

C'est une inflammation que nous avons à traiter. Elle ne diffère des autres que par la cause matérielle qui la produit : cette matière est le lait, il faut y avoir égard. Or le mal principal nous offre toutes les indications de l'inflammation ; il faut donc se comporter comme si on n'avoit à traiter qu'un phlegmon quelconque : ainsi la saignée, la diète humectante et résolutive, et l'application des topiques émolliens, sont les remèdes indiqués. 1°. La saignée : on ne doit pas la faire, si l'engorgement est léger ; la raison est que les topiques suffiront seuls : mais si la fièvre est vive, le plus sûr est de faire deux ou trois saignées, suivant la gravité du mal. Mais saigner une femme le quatrième jour de sa couche, c'est, dira-t-on, une chose inouïe ; on vous blâmera : il faut cependant s'y déterminer et ne pas s'embarrasser des frayeurs du peuple. 2°. On prescrit une diète humectante, rafraîchissante et résolutive ; car, comme l'inflammation n'est pas du genre de celles qui menacent de la gangrène, on peut ne pas réduire la femme aux boissons purement relâchantes, mais bien les rendre résolutives. Ainsi on donne une décoction de bardane, de racine d'oseille, de chicorée sauvage, ou une légère infusion d'aigremoine et de safran. La femme ne doit absolument rien manger : sa seule nourriture doit être une décoction d'orge, de seigle, d'avoine. Il faut éviter de lui donner des bouillons de viande : ils pourrissent et corrompent la masse des humeurs ; c'est pourquoi on les défend aussi dans les maladies putrides et malignes. 3°. Les topiques sont des cataplasmes émolliens, rendus résolutifs. Il faut bien se donner de garde d'employer les pourrissans, les maturatifs, les huileux sur-tout, si on veut tenter la résolution ; ces remèdes n'augmenteroient seulement que la suppuration : on s'en tient donc aux résolutifs. On prend la farine d'orge, que l'on mêle aux fleurs hachées de mélilot, de camomille, de safran, ou le *mica panis* mêlé aux sommités d'absinthe, de natricaire ; on renouvelle ce cataplasme de trois en trois heures pour accélérer la résolution : il faut faire en sorte de détourner une partie de l'humeur laiteuse par la transpiration, les selles, les urines, au moyen de bouillons diaphorétiques. Ainsi on donne, pour purger le ventre, l'arcanum duplicatum, ou tout autre sel neutre, à la dose de deux gros, dans un verre de tisane ; les deux jours suivans, on ne le donne qu'à vingt ou trente grains, comme atténuant ou diurétique ; puis, on le donne comme purgatif, ainsi de suite. Un autre résolutif fort bon est la racine de scrophulaire, avec celle de ciguë cuite et mise en pulpe avec la térébenthine, pour faire une sorte de pommade. Les praticiens conseillent, mais pendant l'hiver, l'emplâtre de Nuremberg : je ne m'en suis jamais servi.

Un excellent moyen de hâter la résolution, et dont je me suis bien trouvé, c'est de faire des douches sur les mamelles. On se sert pour cela d'un bassin à barbe, et on emploie l'eau d'alun dont je fais beaucoup de cas ; on peut encore se servir de la lessive alkaline de sarment, de genet, qui est un des plus puissans fondans. Ces douches sont bonnes spécialement pour dissiper les engorgemens qui restent après que la grande inflammation et l'énorme tuméfaction sont tombées. Il faut continuer l'usage de ces remèdes, tant internes qu'externes, pendant plusieurs semaines après la guérison, pour prévenir le retour du mal : en général, tous les engorgemens qui tiennent de la nature des obstructions reviennent aisément, si on cesse les remèdes trop vîte.

Lorsque la résolution traîne en longueur, que le mal change de caractère ; en un mot, lorsque la suppuration s'établit (on le connoît par les signes ordinaires de la suppuration, c'est-à-dire, les frissons irréguliers , les élancemens dans toute la partie , et l'augmentation de tous les symptômes de l'inflammation) , il n'est plus question de songer à la résolution. C'est alors qu'on peut prescrire les remèdes décrits dans les livres , comme le blanc de baleine , l'onguent de la mère , et les autres pourrissans : pour moi , je continue de faire un cataplasme de camomille , de mélilot hâchés , avec lesquels je mêle un peu d'onguent de la mère. Par ce moyen , le cataplasme , étant rendu résolutif , modère singulièrement la suppuration. Voilà la fluctuation bien établie : ouvrira - t - on l'abcès , ou attendra - t - on que la matière l'ouvre d'elle - même ? je pense qu'il faut attendre qu'il s'ouvre de lui-même : on gagne à cela , parce qu'il se fait un petit trou , par lequel s'écoule fort bien la matière. Le pus séjournant plus long - temps , attire de tous les foyers , nettoie tous les clapiers, détend toutes les petites brides , dissèque les glandes engorgées , et les mauvaises cicatrices ne s'en suivent pas. La méthode la plus ordinaire est d'ouvrir le lieu le plus déclive avec le bistouri ; mais le premier abcès est à peine vuidé , qu'il s'en forme un second plus loin , qu'il faut encore ouvrir ; puis , un troisième : par ce moyen , on cicatrise toutes les mamelles.

Après avoir réfléchi sur ces désagrémens , je me suis déterminé à ne pas ouvrir , j'attends que la matière s'ouvre d'elle-même ; et je me suis bien trouvé de cette méthode.

L'abcès ouvert, je panse avec le digestif simple et une petite tente mollette, pour que le trou ne ne se bouche pas ; et sur le reste de la mamelle les cataplasmes anodins sont suffisans : on continue toujours les remèdes internes ; au bout de quelques semaines la plaie se cicatrise.

De la fièvre miliaire.

Il ne me reste plus, pour finir les maladies laiteuses, qu'à parler d'un certain dépôt qui se fait sur toute la surface de la peau, sous la forme d'une éruption miliaire , accompagnée de fièvre qui porte le même nom, parce que les exanthémes ressemblent à des grains de millet. Cette maladie règne quelquefois épidémiquement, et elle est alors très-dangereuse. Elle est de deux espèces ; celle où les grains sont petits, pointus comme le millet, et celle où ils sont beaucoup plus gros, rapprochés, et représentant des espèces de taches jaunâtres.

Cette fièvre est essentielle ou critique. Elle est essentielle, quand elle paroît sans accidens antérieurs ; critique, quand elle se manifeste à la suite d'un dépôt dans le cerveau, dans la poitrine, etc. : suivant l'âge, le tempérament, le temps, la fièvre apporte quelques différences. C'est communément le quatrième ou septième jour de la couche qu'elle paroît.

Causes.

Ce sont toutes celles que nous avons déja répé-pétées tant de fois ; les disposantes diffèrent seulement suivant la mollesse de la peau, le peu de résistance qu'elle offre.

Symptômes.

On peut distinguer trois temps dans cette maladie ; celui de l'effervescence, celui de l'éruption, celui de la terminaison. Dans le premier temps, la femme a un mal-aise qui la fatigue ; elle est agitée ; la fièvre commence à s'allumer bientôt au point de produire un grand mal de tête ; le pouls est gros, élevé et fréquent. Les premières lochies se suppriment à la fin de ce premier temps, ou du moins elles coulent en petite quantité ; la femme sent un picotement dans toute la surface de la peau. Dans le second temps, la peau est toujours sèche et devient raboteuse. Au bout de trente-six heures, on voit paroître de larges taches, hérissées d'un nombre prodigieux de petits boutons qui pointent ; ils se remplissent de sérosités, et deviennent ensuite blanchâtres. Pendant ce temps, la fièvre et les autres symptômes persistent et augmentent avec force. Dans le troisième temps, cette éruption se sèche, se durcit, et forme des croûtes qui se détachent par écailles ; la fièvre et ses effets disparoissent. Dans ce temps, la femme éprouve une démangeaison insupportable ; il se fait quelquefois une seconde pousse, mais elle n'est pas importante.

Diagnostic.

On ne peut guère prévoir cette éruption, parce qu'on ne la connoît que dans le second temps, c'est-à-dire, quand elle se forme : on verra bien si elle est épidémique ou sporadique. On l'a vue, dans diverses années, régner épidémiquement à Paris, et faire périr presque toutes les nouvelles accouchées.

Prognostic.

La fièvre miliaire sporadique est salutaire : c'est un dépôt critique qui sauve la femme d'une apoplexie laiteuse, ou d'une péripneumonie de même nature ; mais les accidens qui accompagnent cette irruption sont dangereux, comme dans la petite vérole. Il se peut faire, lors de la dessication, une délitescence du dehors au-dedans, qui tue la malade en moins de douze jours. La fièvre miliaire épidémique est beaucoup plus dangereuse que la sporadique : elles se guérissent l'une et l'autre en favorisant la sortie de la matière morbifique.

Curation.

Les indications sont de favoriser l'éruption, mais en empêchant qu'il ne se porte trop de matière à la peau. Ainsi, comme dans la petite vérole, il faut saigner, si la fièvre est trop forte dans le premier temps, et si elle empêche l'éruption de se faire. Lorsqu'elle n'est pas violente, on ne saigne pas ; on donne une abondante boisson adoucissante et légèrement emménagogue, telle qu'une légère infusion de camomille ou de matricaire, que l'on rend diurétique avec l'arcanum duplicatum, à la dose de vingt grains sur chaque pinte ; on fait prendre deux ou trois lavemens par jour pour tenir le ventre libre. Il faut se donner de garde de purger en règle, on occasionneroit délitescence et on tueroit la femme ; on donne seulement un ou deux verres d'apozèmes par jour, dans lesquels on met quelques sels neutres. Il est utile alors, pour remedier aux symptômes vaporeux qui paroissent, de donner quelques grains de castoreum, de safran dans des eaux vulgairement dites antispasmodiques.

Le deuxième temps arrivé, on se comporte de même ; seulement on se garde de saigner : les boissons doivent être abondantes ; on donne des lavemens.

Il en est de même du troisième temps. La fièvre miliaire épidémique demande un autre traitement, et c'est celui de la fièvre maligne ; c'est-à-dire qu'il faut faire usage des vésicatoires (du moins je le présume ainsi), et de l'administration des remèdes propres à combattre la malignité.

De l'œdème.

Les dépôts laiteux des extrémités inférieures sont quelquefois suivis d'enflures aux jambes, qu'on nomme *œdèmes*. Cette maladie est encore plus communément la suite des pertes. Cet état n'étant pas le produit de la décomposition du sang, n'est pas en général inquiétant ; il exige un régime restaurant. On fera choix d'alimens de bons sucs, et la femme fera plutôt cinq à six repas légers dans la journée que deux très-volumineux ; elle usera de vin vieux, respirera un air salubre, fera un exercice modéré, emploiera les eaux minérales acidulées, et choisira ses purgatifs dans la classe des amers ; enfin, à l'extérieur, elle bassinera les parties œdematiées avec la dissolution de sel ammoniac : mais elle doit faire peu de calculs sur les médicamens ; c'est le régime que nous venons de prescrire qui sera son premier et seul médecin.

Telles sont les choses importantes que j'avois à vous communiquer sur les maladies des femmes nouvellement accouchées. Cette partie de l'art des accouchemens est, je le répète, neuve et entièrement de moi. Les accoucheurs, livrés exclusivement au mécanisme seul de l'art des accouchemens, n'en avoient point étudié la partie médicinale ; il falloit donc, pour la tirer des ténèbres, être à-la-fois accoucheur et médecin, et c'est par mes soins, par mes études, par mes réflexions, et enfin par les nombreuses observations d'une longue pratique, que je crois avoir atteint le but que je me suis proposé, le perfectionnement de l'art et le soulagement de l'humanité souffrante.

QUATRIÈME PARTIE.

Traitement de l'enfant nouveau né , choix d'une nourrice , gouvernement de l'enfant pendant la première année de sa vie.

Il faut d'abord examiner ce qu'il convient de faire pour l'enfant nouveau né. Nous commencerons par voir ce qu'il faut pratiquer pendant les premières heures, puis nous ferons le choix d'une bonne nourrice, et nous finirons cette matière par les règles de conduite qu'il faut observer relativement à l'enfant pendant la première année de sa vie.

Traitement de l'enfant pendant les premières vingt-quatre heures de sa vie.

Lorsque l'enfant est venu au monde, on fait la ligature du cordon ombilical de la manière dont nous l'avons dit ailleurs. Cette ligature doit être double. On coupe le cordon entre deux. Elle se fait avec du fil de Bretagne, ployé en quatre et légèrement ciré, ce qui forme une petite bandelette. La soie et le poil déchirent ; les petits cordons ne valent pas mieux. Il faut avoir attention de ne pas trop serrer, de ne pas faire la ligature trop près du ventre de l'enfant ; elle pourroit donner lieu à une exomphale. Après avoir coupé le cordon de la longueur que nous venons de dire, on l'enveloppe d'un linge trempé dans le vin chaud, puis on le relève sur la partie supérieure du ventre ; on applique par-dessus une compresse trempée dans la même liqueur. Au bout de cinq à six heures, il faut avoir attention de voir si les compresses ne sont pas teintes de sang, et, en cas que cela soit, on resserre la ligature. Cette attention est tout-à-fait nécessaire, et sur-tout quand le cordon est gros, pâteux, œdémateux ; car alors la tuméfaction se dissipant, les vaisseaux cesseroient d'être comprimés, et il pourroit survenir une hémorrhagie dangereuse.

De tous les animaux, l'homme est le seul qui ait au milieu du ventre un enfoncement, auquel on donne le nom d'*ombilic* : à sa place, on voit chez les animaux une tumeur. Cette différence vient de ce que, chez l'homme, on fait la ligature du cordon ombilical ; au lieu que les mères des autres animaux le coupent avec leurs dents, le mâchent, le meurtrissent, et par ce moyen arrêtent l'hémorrhagie : or, le reste du cordon qu'elles laissent par cette déchirure n'est jamais assez court pour pouvoir s'enfoncer en se desséchant, comme la chose se fait chez l'homme, en qui la portion liée se dessèche au bout de sept à huit jours ; et ce qui reste s'enferme et disparoît bientôt.

Toutes ces choses pratiquées, il faut examiner si l'enfant est dans l'état naturel. Cet examen est spécialement nécessaire quand l'accouchement a été laborieux. On commence par examiner s'il n'y a pas eu quelques luxations dans les os du tronc ou des extrémités, ou quelques dérangemens dans ceux de la tête : on y remédie comme nous l'enseignerons dans le temps, puis on fait attention si la nature ne s'est pas écartée de ses règles dans la formation de l'enfant, c'est-à-dire, s'il n'y a pas quelques vices de conformation. Ainsi, on prend garde si les paupières ne sont point agglutinées, si les narines et les oreilles sont ouvertes, si les lèvres sont séparées, enfin, si le filet existe : on le connoît en introduisant le bout du doigt auriculaire dans la bouche, et en le passant sous la langue. On regarde ensuite si la vulve chez les filles, le canal de l'uréthre chez les garçons, l'anus chez les uns et les autres sont ouverts. On passe aux extrémités, et on voit si les articulations sont dans l'état naturel, s'il ne se trouve pas des doigts surnuméraires, soit aux pieds, soit aux mains; si ces doigts ne sont pas liés entre eux par une embarrure intermédiaire en manière de patte d'oie, ou s'ils ne sont pas agglutinés dans leur longueur. Si quelques-uns de ces vices de conformation existent, on y remédie comme nous l'enseignerons par la suite.

Presque tous les enfans portent en naissant une crasse, une sorte d'enduit en forme de croûte, qui recouvre le petit corps. Cette crasse est un sédiment ou un dépôt que les eaux dans lesquelles l'enfant nage ont formé : il faut donc le laver pour lui enlever cette robe de crasse. On le fait avec du vin chaud ; on frotte bien avec la main, puis avec des linges mollets ; on peut même faire de petites douches avec le même vin chaud, excepté sur la tête, qu'on frotte avec du borax et de l'huile. Quelques accoucheurs font cette lotion avec de l'eau-de-vie, pour, disent-ils, rendre l'enfant plus fort ; mais je préfère l'eau et le vin. Cette lotion devroit toujours se faire, quand même l'enfant paroîtroit être propre ; car il ne l'est jamais réellement. Il paroît que c'est cette crasse qui a donné lieu à tous les peuples de laver leurs enfans.: quelques-uns même, lorsqu'ils faisoient cette épreuve, sacrifioient ceux qui étoient foibles et mal conçus. Notre baptême doit peut-être son origine à cet ancien usage. Ce qui me le fait croire, c'est la manière dont on l'administroit autrefois ; c'étoit par immersion : mais ayant vu les mauvais effets qui en résultoient, on s'est contenté de l'aspersion ; encore incommode-t-elle beaucoup d'enfans.

Lorsque l'enfant est bien lavé, il faut l'emmaillotter. Les ustensiles les plus nécessaires pour cette opération sont un linge fin ployé en triangle, un béguin, un bonnet de laine, une petite cornette, une chemise à brassière, un petit mouchoir de cou,

deux

deux langes, deux petites couvertes, deux bandes de toile, et quelques compresses de linge fin pour mettre derrière les oreilles et entre les cuisses.

Nous ne détaillerons pas la manière de faire ce maillot ; il n'y a pas de garde-malade ni de nourrice qui ne soit au fait de cette commission. Nous dirons seulement qu'il doit être fait de façon à tenir l'enfant ferme, la tête dans une attitude droite et perpendiculaire au reste du corps, les bras allongés et placés à côté de la poitrine ; la main doit passer aisément entre elle et le maillot : c'est à quoi la plus grande partie des nourrices ne prennent pas garde.

Cette manière d'emmaillotter l'enfant a été reçue généralement de toute l'Europe ; mais est-elle bonne ? non : il s'en faut de beaucoup, et je la crois, au contraire, très-mauvaise. Je voudrois, pour le bien du genre humain, qu'on la rejetât totalement. Voici sur quoi je me fonde à cet égard. 1°. Le maillot a d'abord pour inconvénient de priver les parties du mouvement qui leur est nécessaire pour acquérir de la force ; cette force ne s'acquerra que par l'exercice ; l'enfant ainsi séquestré ne peut se donner aucun mouvement : il reste donc foible et sans vigueur. 2°. La mauvaise méthode qu'ont les nourrices de les trop serrer, s'oppose au développement de ses parties ; les viscères sont mal à leur aise ; les poumons ne peuvent s'étendre, et ces enfans, pour la plupart, deviennent poitrinaires. 3°. La chaleur du maillot est trop forte ; elle n'est pas naturelle : de là vient la grande quantité d'échauboulures ; la peau des enfans en est couverte. Cette chaleur empêche l'insensible transpiration, et devient, par cette seule raison, la source de plusieurs maladies. 4°. L'enfant lâche ses urines et ses excrémens dans le maillot ; la nourrice, que ses affaires appellent ailleurs, néglige de le changer ; il croupit dans cette pourriture ; ses petites fesses sont comme cuites et macérées : d'ailleurs, il se fait une résorbtion des petites particules de l'urine et des excrémens, ce qui doit beaucoup incommoder l'enfant. 5°. Le maillot, loin de bien conformer le corps, le contrefait ; le plus souvent, sans cette maudite compression, il auroit été droit et bien fait : avec elle, il est devenu rachitique, tortueux, bossu. L'enfant est un arbrisseau qui poussera des branches droites, si on le laisse à lui - même. Jamais on ne s'est avisé de donner des entraves à un chêne pour le faire devenir droit. Enfin quel est homme qui auroit la constance de passer six mois dans une pareille prison ? Mais aller prêcher cette doctrine aux pères et aux mères, ou aux nourrices, ce seroit perdre son temps ; ils ne vous écouteroient pas. Il n'y a qu'en Europe qu'on emmaillotte ainsi les enfans : les autres peuples ont des méthodes bien meilleures. Les Indiens font un trou en terre assez profond pour que l'enfant puisse y être debout jusqu'aux aisselles ; ses petits bras sortent, ainsi que ses épaules et sa tête ; il peut, par ce moyen, remuer toutes les parties de son corps. Les Virginiens, les Canadiens mettent leurs enfans dans des sacs de peau qui se froncent et se serrent autour du cou de l'enfant, pour le garantir du froid qui règne dans ces climats. Cette manière de faire est très-bonne ; je la conseille très-fort. On ménage un trou au sac, vis-à-vis les fesses de l'enfant ; on y ajoute un autre petit sac pour recevoir les excrémens et les urines : on changeroit tout uniment cette poche de cuir quand elle seroit sale, sans avoir l'incommodité de démaillotter l'enfant à chaque fois qu'il rend ses excrémens. Ce maillot, je le répète, vaut mieux que le nôtre ; il n'a aucun inconvénient ; il rassemble, au contraire, tous les avantages. Le maillot a vraisemblablement été inventé pour réchauffer l'enfant. On voit tous les autres animaux se fourrer sous le ventre de leur mère pour y être plus chaudement ; on a voulu procurer aux enfans la même chaleur, mais on s'y est mal pris, et on a mal réussi. Un auteur anglais a avancé de nos jours qu'on pourroit procurer à un enfant nouveau né un degré de chaleur à peu près semblable à celui qu'il avoit dans la matrice, et que par la suite on l'accoutumeroit à l'air de l'atmosphère. Cet Anglais a raison sur cela ; mais il a tort de vouloir obliger les mères de mettre, à l'exemple des animaux, leurs petits nuds sous leur chair, sous peine de passer pour des marâtres. L'enfant a besoin de chaleur en venant au monde ; rien n'est plus vrai : mais il est mal de la lui procurer aux dépens de sa mère. Cette méthode n'est pas admissible par rapport aux inconvéniens dont elle est susceptible ; elle seroit bonne dans les pays chauds, où les femmes couchent nues et sans couverture. En Europe, il ne pourroit en être de même ; l'enfant périroit dans le lit de sa nourrice, qui, étant dans un profond sommeil, l'étoufferoit, au premier moment, sans le savoir. Cet accident n'est malheureusement que trop commun. Une autre raison, c'est que l'enfant, couché auprès de la mère, respireroit un air infecté ; car le lit d'une femme en couche, quelque propre qu'elle soit, peut être regardé comme un cloaque. Toutes ces considérations devroient donc engager les Européens à se servir, pour emmaillotter leurs enfans, et pour leur procurer de la chaleur, d'un sac semblable à celui des Canadiens. On peut le rendre plus ou moins chaud, en choisissant pour cela une peau plus ou moins fourrée : d'ailleurs, l'enfant jouissant de la liberté de se mouvoir, deviendroit beaucoup plus fort, et se trouveroit en état de marcher de meilleure heure.

L'enfant emmaillotté de quelque façon que ce soit, on demande si on lui donnera quelque chose à prendre en attendant qu'il tette sa mère, et dans quel temps il doit teter.

Quant à la première question, elle a été beaucoup agitée. Une partie des accoucheurs veulent qu'on ne lui donne rien; les autres, qu'on lui donne quelque chose. Pour décider cette question, il faut savoir si l'enfant en a besoin : or il a besoin toutes les fois qu'il crie, qu'il a été fatigué dans l'accouchement. Pour lors, que faut-il lui donner; car il lui faut faire prendre quelques subsistances capables de le soutenir et de lui rendre ses forces? Les uns lui donnent une eau miellée; d'autres, une huile et quelques sirops mêlés ensemble, et c'est dans l'intention de faire sortir le méconium. Tout cela ne vaut rien. Toutes ces substances sont susceptibles de fermentation; elles aigrissent, donnent lieu à un développement d'air, et causent de fâcheuses coliques : il vaut beaucoup mieux lui donner une cuillerée de vin sucré ou de vin d'Alicante, ou de quelque autre vin de liqueur; et on ne lui en donne que quand il crie fort. Si le méconium ne sort pas au temps prescrit, on fait prendre quelques sirops purgatifs amers, celui de chicorée, par exemple, la dose même d'une once par cuillerée. On évite les sirops doux. Une très-bonne chose pour lui faire rendre le méconium, est de lui faire teter le colastrum ou premier lait, qui monte aux mamelles de la mère dans les premières vingt-quatre ou trente-six heures; il est doucement purgatif et lâche le ventre. L'enfant ainsi accommodé, il faut le coucher sur-le-champ et sur le côté, non pas sur le dos, crainte qu'il n'avale une certaine mucosité que l'air chasse de la trachée-artère, en balayant le canal.

Quand l'enfant doit-il teter? On a encore beaucoup disputé sur cette question. Pour la décider promptement, consultons la nature. Elle nous indique, d'une manière précise, le temps auquel doit teter l'enfant, et vous dit que c'est quand le lait se porte aux mamelles; ce qui arrive au bout de vingt-quatre heures; plus communément au bout de trente à trente-six heures. La question se trouve décidée sans réplique : l'enfant commencera donc à teter depuis ce temps; la nature nous le dit : elle dit encore que son auteur n'a pas donné des mamelles à la femme pour ne lui être d'aucun usage, sur-tout quand elles sont pleines de lait. D'un autre côté, la tendresse et l'attachement que la mère a ou doit avoir pour son enfant, gage précieux de son amour, l'engagent à redoubler de soins pour les besoins de l'enfant nouveau né; non-seulement ce dernier en seroit mieux, mais encore la femme s'épargneroit une infinité de maux qui peuvent lui survenir, et qui arrivent souvent.

Les femmes qui nourrissent leurs enfans sont très-rarement sujettes aux fleurs blanches, si communes à Paris sur-tout; elles sont moins exposées aux engorgemens, aux obstructions, aux inflammations, aux squirres, au cancer de la matrice. Les nourrices, de même que les femmes grosses, sont exemptes, tout le temps de leur nourriture, des maladies ordinaires qui attaquent les autres, les fièvres, les rhumatismes, la goutte. Il me semble que la nature s'intéresse à écarter du corps de la femme qui nourrit tous les accidens qui pourroient arrêter cette nourriture : enfin, il est très-certain que le lait de la mère est meilleur pour l'enfant que celui d'une femme étrangère. Il s'est déja nourri d'une substance analogue, il faut donc continuer à lui en fournir une qui sorte de la même source. Le seul cas où l'on doive recourir à une nourrice étrangère, est celui où la mère meurt; alors il n'y a pas de difficulté. Dans le cas de maladie, il faut agir de même : ainsi, si la mère a la fièvre, qu'elle soit cacochime, pulmonique, scorbuti-vérolée, qu'elle ait les écrouelles, son lait seroit une mauvaise nourriture, et feroit infailliblement périr l'enfant. Voilà les seules circonstances dans lesquelles il faut avoir recours à une nourrice étrangère. Voyons quelles doivent être les qualités de ce lait, celles de la femme qui nourrit, et le régime qu'elle doit observer.

Choix d'une nourrice, qualités du lait, régime qu'elle doit observer.

1°. La nourrice doit être d'un moyen âge. Si elle est trop jeune, son corps n'a pas encore atteint le degré de consistance et de force qu'il faut, et son lait n'a pas les qualités convenables. Si elle est trop âgée, elle commence à être sujette à différentes incommodités, et son lait perd ses bonnes qualités ; il est trop sec, n'a pas de sérosité ; il est sujet à donner la pierre : c'est un fait que l'observation a constaté. L'âge moyen chez les petites femmes doit se prendre depuis dix-neuf ou vingt ans jusqu'à trente-six ou trente-huit : chez les grandes femmes, depuis vingt-quatre ou vingt-cinq jusqu'à quarante-trois ou quarante-quatre ans.

2°. Elle doit être saine. Si la nourrice étoit attaquée de dartres, gales, rhumatismes, goutte, vérole, écrouelles, de la fièvre, ou même qu'elle fût née de parens affectés de quelques-unes de ces maladies, elle la communiqueroit à l'enfant.

On juge que la nourrice se porte bien, quand elle a un coloris frais, vermeil ; une haleine douce, qu'elle ne sent pas mauvais, que ses dents sont blanches, nettes, qu'elle a la chair ferme, de la propreté.

3°. La nourrice doit être d'un bon tempérament. Le sanguin passe pour le meilleur, et l'est en effet : cependant on ne peut rien fixer à cet égard. Il seroit à souhaiter que la nourrice fût d'un tempérament à peu près semblable à celui de la mère; la nourriture devient par là à peu près semblable à celle que l'enfant a déja reçue dans le sein maternel : ainsi, quand la mère est d'un tempérament sanguin, on choisit, s'il se peut, une nourrice du même tempérament. Il faut encore observer que si la mère étoit cacochime, il seroit avantageux pour l'enfant de lui donner une nourrice d'un tempérament sanguin.

4°. On exige que la nourrice soit d'un poil noir, et qu'elle ait la peau blanche; cependant ces sortes de femmes ont de petites mamelles, par conséquent peu de lait. Le lait d'une nourrice à cheveux gris est âcre : il est d'expérience qu'il donne le dévoiement; celui d'une blonde est trop aqueux, point nourrissant. Les meilleures nourrices sont les brunes de peau et de cheveux, celles qui sont d'une couleur châtain. Au reste, il ne faut pas tant s'en tenir à la couleur qu'à l'état de la bouche et des dents : car une bouche puante et des dents gâtées sont d'une dangereuse conséquence. La nourrice a toujours son enfant sur la bouche; elle lui prépare souvent les alimens qu'elle lui donne; il respire déja un air infect, et se nourrit d'alimens qui ont déja acquis un degré de pourriture.

5°. La nourrice doit être au trentième jour de

son accouchement : si on la prenoit plutôt, le sang ne seroit pas encore parfaitement épuré des humeurs qui doivent s'évacuer par les couches, le lait en seroit impregné, et n'auroit pas les qualités requises. Le lait de la deuxième ou troisième couche est meilleur que celui de la première.

6°. On exige que la nourrice ne soit pas réglée quand elle allaite, parce que, dit-on, le lait n'est pas bon pendant cette évacuation. On s'est trompé à cet égard ; plusieurs nourrices sont réglées pendant qu'elles allaitent, et leur lait n'en est pas moins bon, si elles se portent bien d'ailleurs.

7°. La nourrice doit avoir de bonnes mœurs. Une expérience trop souvent répétée nous apprend que les inclinations de la nourrice passent à l'enfant : c'est pourquoi les riches cherchent les nourrices jolies, bienfaites, aimables, spirituelles, et qui aient des graces, pour faire passer ces qualités à l'enfant ; mais ce sont précisément celles qui ne se transmettent pas. Le caractère paroît beaucoup influer sur celui de l'enfant : ainsi il faut prendre une nourrice d'un caractère doux, affable, d'une humeur gaie sans folie ; il faut rejeter les mélancoliques, car la tristesse annonce souvent un état de maladie.

8°. La nourrice doit, autant que faire se peut, être aisée du côté de la fortune, car pour lors elle se nourrit mieux; ses alimens sont choisis, et le lait s'en trouve meilleur; en outre, n'étant pas obligée, pour vivre, de travailler du soir au matin, elle donne tous ses soins au nourrisson.

9°. Elle doit avoir enfin les tetons conformés de façon à pouvoir nourrir. La beauté des tetons demande qu'ils soient fermes, durs, d'une figure sphérique, bien attachés à la poitrine, séparés l'un de l'autre, de façon qu'il y ait un grand espace entre eux, fort rejetés du côté de l'aisselle, de médiocre grosseur, que le bout en soit pointu au dehors, petit, rouge et vermeil.

Il faut, 1°. qu'ils ne soient ni trop gros ni trop petits; 2°. que les vaisseaux qui y conduisent le sang soient gros et marqués; 3°. que le bouton soit saillant, de la grosseur de l'extrémité du petit doigt; 4°. que l'alvéole soit d'un rouge brun; 5°. que la mamelle soit détachée, un peu pendante; 6°. qu'elle ne soit pas dure, mais qu'elle ait au contraire une sorte de mollesse : cela ne fera pas, à la vérité, un beau teton, selon nos idées, mais un bon dans le vrai de la chose.

Qualités du lait.

Le lait de femme est en général plus aqueux que celui des autres animaux. Pour être bon, il faut qu'il soit d'un blanc mat, d'une consistance moyenne. S'il étoit trop délayé, il ne nourriroit pas assez ; et s'il étoit trop épais, il ne pourroit pas se digérer. Pour s'assurer du degré d'épaisseur qu'il a, on en met une goutte sur l'ongle, et on la fait tomber. S'il laisse une légère tache blanchâtre, après qu'il est tombé, on le juge bon ; il est trop séreux, quand il quitte l'ongle sans peine, et qu'il ne laisse pas la tache dont nous venons de parler ; il est au contraire trop épais, quand il quitte l'ongle avec peine, qu'il file, et qu'il laisse une tache trop marquée : il doit être de trois ou quatre mois.

Le lait ne doit pas se cailler trop promptement sur le feu, car il seroit à craindre que la même chose arrivât dans le petit estomac de l'enfant ; un pareil lait fournit une quantité de matière vermineuse dans les intestins du petit. Il doit avoir une saveur douceâtre, un peu fade ; tout autre goût dénote un lait qui ne vaut rien : il ne doit avoir aucune odeur forte, désagréable ; car cela suppose toujours quelque vice actuel existant dans les humeurs : il ne doit être ni roux, ni jaune, ni bleuâtre. Le premier est d'ordinaire rance et âcre ; le second, aqueux et délayé ; enfin il faut qu'il soit en suffisante quantité pour nourrir l'enfant. L'accoucheur s'assure de la couleur du lait, au moyen de ses yeux ; de l'odeur, au moyen de son nez ; de sa consistance, au moyen de son ongle : reste donc son goût et sa quantité. Pour connoître la saveur du lait, il ne faut pas se contenter de le goûter avec le bout du doigt, mais en avaler une cuillerée toute entière ; il faut auparavant s'être rincé la bouche, si on veut savoir la véritable saveur, et n'avoir pas mangé depuis quelque temps. Quant à sa quantité, c'est une mauvaise méthode de le faire rayer : quand même les nourrices en auroient peu, elles trouveroient le moyen de le faire rayer avec force ; il vaut beaucoup mieux faire teter l'enfant : quand il est bien en train, on retire sa petite tête, et on examine si le lait continue à jaillir long-temps et avec force. Dans ce cas, la quantité est bonne : le contraire indique que la femme en a peu, et que vraisemblablement elle ne pourra pas achever la nourriture de l'enfant. C'est un grand mal, parce que ces nourrices inondent les enfans de bouillie, le plus mauvais, à mon sens, de tous les alimens.

Régime de vie que doit garder la nourrice.

La nourrice doit observer, pendant sa nourriture, un régime de vie qui se réduit au bon usage des six choses naturelles ;

1°. Elle doit respirer un air pur, par conséquent le lieu qu'elle habite ne doit être ni trop élevé ni trop enfoncé. Il faut éviter de mettre les enfans dans des pays montagneux, ou dans des endroits marécageux ; il faut, autant que faire se peut, les placer en nourrice dans les plaines.

2°. Les alimens doivent être les mêmes que dans tout autre temps ; il faut sur-tout avoir attention de mélanger les animaux avec les végétaux, mais de façon que les derniers dominent : c'est donc une mauvaise méthode chez les riches de gorger de viande les nourrices de leurs enfans. Le lait qui résulte d'une pareille nourriture est tout-à-fait animal ; il s'alkalise aisément, et donne lieu aux maladies dépendantes de l'alkalescence des humeurs : les vins et les liqueurs fermentées sont d'une absolue nécessité pour la nourriture ; ils entretiennent la vigueur de l'estomac, augmentent les forces digestives, et donnent de l'énergie aux dissolvans.

3°. La nourrice doit prendre un exercice modéré. Le défaut d'exercice rend le lait séreux, gorge les mamelles, parce qu'il s'y accumule en trop grande quantité ; de là naît la difficulté que l'enfant trouve à teter : l'exercice immodéré détourne le lait des mamelles, le rend épais, âcre, et en diminue la quantité.

4°. Le sommeil doit être comme dans les autres temps : il ne faut pas qu'il soit trop long ; d'ailleurs la femme doit se réveiller plusieurs fois pendant la nuit pour donner à teter à l'enfant.

5°. Les *excreta et retenta*, ainsi que les passions de l'ame, n'ont rien de particulier. Ces choses doivent être comme dans les autres temps ; nous observerons seulement une chose qui mérite attention. Les gens d'une certaine qualité exigent que la nourrice n'use pas du mariage ; en conséquence, ils la sequestrent et la séparent de son mari. Cette raison est bonne dans le cas où la nourrice, peu voluptueuse ou peu sensible, ne prend pas de chagrin de cette abstinence ; mais si elle lui cause de la tristesse, de la mélancolie, cette privation nuiroit à sa santé ; il faudroit faire réhabiter la nourrice avec son époux : il vaut mieux qu'elle devienne grosse, que de se livrer au chagrin, qui aigrit et tarit le lait. Il est bon de savoir que les nourrices conçoivent rarement, et que si elles deviennent grosses, on en est quitte pour retirer l'enfant.

Gouvernement de l'enfant pendant la première année de sa vie.

La nourrice doit observer plusieurs choses relativement à l'enfant. C'est spécialement sur la nature de l'air qu'il doit respirer, et sur celle des alimens qu'il doit prendre, que nous allons faire quelques observations importantes. Nous dirons ensuite un mot sur l'exercice et le sommeil de l'enfant, enfin nous verrons quand et comment il faut le sevrer. 1°. L'air que l'enfant respire doit être d'une pureté sans égale ; sa bonne ou mauvaise constitution dépend en partie de cet élément. L'air des villes, qui est toujours chargé d'exhalaisons putrides, ne lui vaut par conséquent rien : les poumons de l'enfant sont extrêmement tendres, ils ne font que commencer à se développer, et seroient incapables de résister à cette impureté ; d'ailleurs, un pareil air est sans ressort et sans élasticité : or l'enfant doit respirer l'air le plus élastique possible, le poumon s'en développera mieux, il acquerra plus de force, et le sang en sera mieux atténué. Quoique l'air de la campagne soit meilleur que celui des villes, il faut que l'endroit soit exposé à l'orient ou au midi, plutôt qu'au nord et à l'occident. On ne doit pas envoyer un enfant en nourrice pendant que l'air est très-froid ; car il est d'expérience qu'il meurt beaucoup plus d'enfans en hiver qu'en été : les enfans, dans le printemps, ont tous les nerfs dans une vibratilité et dans une sensibilité étonnante ; d'ailleurs le froid supprime la transpiration, occasionne des tranchées et des convulsions dans lesquelles l'enfant périt souvent. Il faut donc l'en garantir autant qu'il est possible ; il ne faut pas non plus mettre un enfant en nourrice dans un pays pauvre, parce que les habitans, et conséquemment la nourrice, s'y nourrissent mal. 2°. La nourriture de l'enfant : quant à cet article, on fait plusieurs questions. On demande, 1°. si le lait est la meilleure nourriture qu'on puisse donner à un enfant ; 2°. comment l'enfant doit prendre le lait de la nourrice ; 3°. quels sont les changemens que souffre le lait dans l'estomac de l'enfant.

Quoique

Quoique la première demande paroisse et soit en effet ridicule, bien des personnes l'ont cependant proposée fort sincèrement. Un auteur de nos jours avance que l'enfant ne doit être nourri, ni du lait de sa mère, ni de celui de la nourrice, mais de bouillon, de soupe, de panade, et du lait des autres animaux. Il suffit d'exposer cette idée pour en reconnoître le ridicule, elle est totalement opposée aux principes ci-dessus exposés et reçus de tous les médecins. Ainsi, nous le répétons volontiers, le lait de la mère est la meilleure nourriture qu'on puisse donner à l'enfant : peut-on lui trouver un aliment plus convenable que celui dont il s'est nourri pendant neuf mois qu'il a resté dans le sein de sa mère ? On voit tous les animaux *vivipares* vivre du lait de leur mère ; pourquoi l'homme auroit-il recours au lait des autres animaux, puisque la femme, ainsi que les femelles des autres animaux, en est pourvu ? Après le lait de la mère, celui qui convient le mieux est celui d'une femme étrangère ; et plus son lait aura d'analogie avec celui de la mère, plus aussi il conviendra à l'enfant. Il y a un seul cas où la chose est permise, c'est celui où l'enfant étant vérolé, on ne peut trouver de nourrice qui veuille attraper la vérole ; car, en allaitant l'enfant, elle la gagneroit. Pour lors, on lui fait tetter une chèvre : le lait de cet animal est celui qui approche le plus de celui de la femme. Nous ne disconviendrons pas qu'on ne puisse élever, et qu'on élève en effet les enfans en les nourrissant avec d'autres alimens que le lait ; on les élève, mais d'une façon moins parfaite. Ils sont foibles, délicats, vivent peu, et sont sujets à plusieurs maladies.

Comment l'enfant doit-il prendre le lait de sa mère ou de sa nourrice ? Il doit prendre le tetton de deux en deux heures, la nuit même comme le jour : en tettant souvent, et moins à la fois, il digère mieux, et son petit estomac souffre moins; le lait ne croupit pas tant dans les mamelles, qui par cette raison sont moins exposées à l'inflammation. C'est donc un grand mal que de laisser l'enfant sans tetter quatre ou cinq heures, comme on le fait. Il arrive que le petit affamé tette avidement, se gorge de lait, en prend plus que son estomac n'en peut porter, et en vomit une partie, qui est caillée; d'ailleurs le lait, par le long séjour qu'il fait dans les mamelles, perd sa sérosité, devient épais, se dispose à l'alkalescence : or tout cela empêche la nourriture de l'enfant, et retarde son accroissement.

3°. Quels sont les changemens qui arrivent au lait dans l'estomac ? Appuyés sur l'expérience, qui prouve que le lait se caille dans l'estomac *des veaux*, quelques auteurs ont prétendu qu'il en arrivoit autant dans l'estomac de l'enfant : mauvaise conclusion. Il y a une grande différence entre l'estomac des hommes et celui des animaux ruminans. Il est certain que le lait ne se caille dans leur estomac que par la présence d'un acide, qu'il contient, et qu'on nomme *présure :* or cet acide n'existe pas chez les enfans ; donc le lait ne doit pas se cailler dans leur estomac. Il est encore de fait que quand le lait se caille dans les enfans, il ne peut pas passer ; il est au contraire rejeté, et ils se trouvent mal : il ne paroît donc pas qu'il soit dans l'ordre naturel que le lait éprouve une pareille altération dans l'estomac de l'enfant, ou du moins nous n'avons pas encore de preuve assez convaincante pour avancer hardiment que cette altération a lieu ainsi que le prétend *M. Rouelle.*

4°. On demande si pendant que l'enfant tette on peut lui donner quelques alimens pour le nourrir. Nous repondons à cela que si la femme a suffisamment de lait pour alimenter l'enfant pendant les douze premiers mois, il ne faut lui donner que ce lait : mais comme les nourrices avides de gain ont coutume de faire avec le même lait deux nourritures, il arrive toujours que le deuxième enfant n'a jamais assez de lait pour que sa nourriture s'achève : en sorte qu'au quatrième mois, la femme se trouve contrainte de lui donner d'autres alimens pour le substanter, et pour prolonger son lait. Or, si elle ne lui donnoit que de bonnes choses, par exemple, le lait de chèvre coupé avec celui de vache, ou quelques soupes, il n'y auroit pas grand mal : mais que donne-t-elle ? de la bouillie , c'est-à-dire, l'aliment le plus lourd , le plus indigeste , le plus mauvais qu'on puisse trouver ; en un mot , c'est une vraie colle faite avec un lait déja altéré par le feu , et la farine, qui n'a pas fermenté. Cette pâte, que l'estomac le plus vigoureux a de la peine à digérer , tombe dans celui de l'enfant , y demeure, y séjourne long-temps avant d'être digérée. La farine, trouvant la chaleur propre à la faire fermenter, fermente et produit une saburre aigre , visqueuse, acide , qui picote , irrite les intestins , et cause des diarrhées. De là le développement d'air , qui distend par sa raréfaction les parois de ces mêmes intestins , produit , 1°. les coliques , 2°. les convulsions, dans lesquelles périssent presque tous ces petits enfans : mais vouloir déraciner ce préjugé, la chose est impossible ; il faut pourtant que tous les médecins s'arment pour le détruire ; il est trop préjudiciable au genre humain pour le laisser subsister.

5°. L'enfant , ajusté dans le maillot , ne peut faire aucun exercice pendant les six , sept , huit premiers mois après sa naissance ; il faut au moins le promener au grand air de temps en temps, si l'air n'est pas bien froid. On a coutume de lui rendre la liberté des bras au bout de six semaines, dans l'été ; de trois mois , dans l'hiver : pour lors , il a la liberté de remuer ces seules parties. Il seroit à souhaiter qu'on se servît pour seul et unique maillot du sac des Canadiens ; l'enfant pourroit au moins remuer tout son corps , et se mettre en état de marcher promptement. Quand on tire les bras du maillot , il faut bien prendre garde qu'ils ne souffrent pas le froid : c'est communément dans ce, temps que les coliques et les tranchées prennent , parce qu'on a la mauvaise habitude de laisser leurs bras à l'air ; il faut les leur bien envelopper et serrer leur manche autour du poignet.

6°. *Le sommeil de l'enfant.* Il est presque continuel chez les enfans nouveaux nés. Ils doivent pourtant dormir peu pendant le jour ; cinq à six heures suffisent à trois fois , après avoir tetté de deux heures en deux heures , comme nous l'avons dit plus haut. Cette sujétion est désagréable pour la nuit, et franchement il n'est pas flatteur de se lever si souvent ; mais il faut le faire, à moins que l'enfant ne soit tranquille : il faut du moins mériter le titre de mère.

Il n'est pas bon que la mère donne à tetter dans son lit, elle pourroit s'endormir et étouffer l'enfant ; il faut donc qu'elle se lève entièrement, ou du moins qu'elle ait attention de le remettre dans son berceau, qui pour cet effet doit être auprès de son lit. L'enfant doit être couché pendant la journée, de façon que la lumière lui vienne directement par les pieds ; car si elle vient de côté, il est à craindre qu'il ne soit louche pendant sa vie, et que sa vue ne s'affoiblisse du côté opposé. Le manque de précaution à cet égard est la cause du strabisme.

Il faut toujours coucher les enfans sur le côté, jamais sur le dos ; car il est à remarquer que l'enfant le mieux portant ne peut jamais digérer le lait qu'il vient de prendre, que son petit estomach en rejette toujours une partie, qui est déja altérée : or si l'enfant étoit sur le dos, il le ravaleroit, il le digéreroit de nouveau ; d'ailleurs, il rejette, les deux ou trois premiers jours, une mucosité qui vient de la trachée-artère, et qu'il ne doit pas avaler. Il ne faut pas, comme font la plupart des nourrices, coucher l'enfant obstinément du côté droit, mais alternativement sur l'un et l'autre côté. Enfin, on ne doit pas bercer l'enfant pour le faire dormir, quand même il crieroit : cette agitation trouble la digestion, ébranle le cerveau, et peut y causer quelque dérangement.

7°. *Les excreta et retenta.* L'enfant lâche ses urines et ses excrémens assez souvent. S'il alloit difficilement à la selle, il faudroit lui donner de petits lavemens, ou bien lui faire prendre par la bouche le sirop de chicorée composé : les huileux, les mucilagineux ne valent rien du tout. On peut encore purger la nourrice, afin que son lait, devenu médicamenteux, purge l'enfant. Il faut de nécessité le changer toutes les fois qu'il salit ses langes : cela est embarrassant, à la vérité ; mais il faut le faire. Si on se servoit du sac de peau, cela se feroit bien plus vîte, et on n'auroit qu'à changer de braie.

8°. *Les passions de l'ame.* L'enfant n'en a aucune ; il crie toujours, et la plupart du temps ses cris ne paroissent pas être l'effet de la douleur : quand il pleure, il faut tâcher de l'appaiser par tous les objets qui peuvent faire diversion à la douleur. Cependant, si l'enfant continue à crier, il faut l'examiner ; vraisemblablement il est malade. On connoît que l'enfant se porte bien, quand la chaleur de son corps est modérée, qu'il exerce bien ses fonctions et ses mouvemens, qu'il digère bien son lait, qu'il est sans convulsion, qu'il n'a pas les yeux égarés, qu'il ne crie pas trop, et qu'il dort bien. Il ne faut pas lui toucher le pouls, cela ne meneroit à rien ; le pouls des enfans est toujours fort intermittent. Le contraire de tous ces signes nous fait connoître que l'enfant est malade : méditez ces réflexions, et mettez-vous sur-tout au-dessus du préjugé.

Sevrage de l'enfant.

Quand faut-il sevrer l'enfant ? Cette question a

été singulièrement agitée. En Canada, les enfans tettent jusqu'à sept ou huit mois ; en France, jusqu'à douze ou quinze. Il est d'expérience que les enfans qui tettent trop long-temps sont lourds, sots et stupides ; c'est un fait que l'observation a constaté : ceux au contraire qui tettent trop peu de temps, sont foibles, délicats, et vivent très-peu d'années ; il faut donc prendre un milieu entre ces deux excès : or ce milieu nous est indiqué par la nature ; suivons-la dans sa route. Elle fait pousser deux dents aux enfans, quand leur estomac est assez fort pour digérer autre chose que du lait ; du moins il semble que nous pouvons en juger ainsi : or le temps de la sortie des dents varie beaucoup ; ordinairement elles sortent le dixième ou douzième mois, tantôt plutôt, tantôt plus tard. Cette sortie des dents nous montre quand on doit sevrer l'enfant. Si elles ne sortent qu'au bout de quinze mois, ne sevrons l'enfant qu'au bout de ce temps. Mais qu'entendons-nous par sevrer l'enfant ? c'est le priver peu à peu de sa nourriture ordinaire, qui est le lait, pour le mettre aux alimens dont se nourrit le reste des hommes. Voici la manière de faire le sevrage. Il ne faut pas brusquement priver l'enfant de son lait, mais peu à peu : ainsi, un certain temps on ne lui donnera à tetter que de quatre en quatre heures, et puis de six en six heures, et ainsi de suite pendant ce temps. Pour suppléer au lait qui lui manque, on lui donne des soupes, quelques gelées de bouillon, de la panade : je veux aussi qu'on lui donne de bon vin vieux, trempé d'eau. Cette idée paroîtra sans doute contraire aux usages reçus à cet égard, car on a coutume de priver scrupuleusement les enfans de vin jusqu'à un certain âge : je prétends qu'on fait mal. Le vin, donné aux enfans en petite quantité, est un tonique, un cordial qui réveille doucement les fibres de leur estomac : cette boisson accélère la digestion, parce qu'elle fournit un peu d'acide, qui est le dissolvant des matières grasses, huileuses qui se trouvent dans l'estomac, tandis que la grande quantité des parties aqueuses qu'il contient, dissout les parties mucilagineuses des mêmes alimens ; enfin, il est de fait et d'expérience que les enfans qu'on accoutume au vin sont bien moins sujets, ou, pour mieux dire, sont exempts des maladies vermineuses ; mais il faut être modéré dans cet usage. Si on donne trop de vin, on dessèche la fibre, on empêche son extension, on borne son accroissement. Il faut donner une cuillerée ou deux de bon vin rouge dans cinq fois autant d'eau, et quatre fois par jour, sur-tout point de bouillie ; enfin, quand les dents sont déja sorties, au point de pouvoir déchirer les alimens, telle que la viande, on en donnera peu, et la plus légère.

Quant à l'exercice qu'on fait faire à l'enfant sevré, il consiste à le faire marcher le plutôt possible : il faut pourtant attendre qu'il soit affermi sur l'épine du dos, de manière à ne pas plier. Il est mal de faire marcher les enfans dans le chariot ; on a même coutume de les y laisser toute la journée : ils y prennent une situation forcée ; leur poitrine est écrasée, et souvent ils en deviennent bossus. Les bretelles qu'on donne aux enfans ne valent rien, pour la même raison. Les négresses, qui suivent la simple nature, nous indiquent la manière d'apprendre à marcher aux enfans ; elles leur présentent le tetton ou quelque chose qui les flatte ; l'appât ou le desir de la jouissance les détermine à se tenir droits et à venir chercher ce qu'on leur présente : il faut pourtant avoir les mains prêtes à les retenir, en cas qu'ils viennent à tomber. Enfin, nous finirons cette matière en disant un mot sur l'usage où l'on est de faire porter des corps aux enfans, méthode absolument condamnable, qui les rend la plupart du temps bossus. Ces coffres écrasent la poitrine et la rétrécissent dans le lieu où elle devroit être le plus large ; le poumon est mal à son aise, il ne peut se développer ; les viscères du bas-ventre sont à l'étroit ; l'estomac souffre spécialement, et les trois quarts des enfans finissent par être pulmoniques ou par des obstructions au mésentère : il faut donc absolument rejeter ces corps. C'est encore un de ces vices qu'on ne pourra déraciner qu'après bien des années : travaillons tous de notre mieux pour le vaincre.

La nourrice demande quelque attention, quand on sèvre l'enfant. Si on ne détourne pas le lait qui va cesser de couler, la femme sera exposée aux dépôts laiteux ou engorgemens des mamelles, à la pléthore et à tous les accidens qui en dépendent. La nourrice doit, un mois avant de sevrer l'enfant, c'est-à-dire, dans le temps qu'elle ne lui donnera plus à tetter que de quatre en quatre heures ; elle doit, dis-je, se mettre à la diète, manger moins qu'à l'ordinaire, se donner moins d'exercice. La surveille que l'enfant sera sevré, elle se purgera avec un purgatif en règle ; de trois en trois jours, elle se tiendra le ventre libre par le moyen de quelques lavemens : si elle est triste d'avoir perdu son nourrisson, il faudra l'égayer, la distraire. Les diaphorétiques et les diurétiques ne font pas grand bien dans ce cas ; ils nuisent plutôt : je n'en conseille pas l'usage.

Des maladies des enfans nouveaux nés.

Les maladies des enfans nouveaux nés sont, ou des vices de conformation, ou des maladies proprement dites, qui peuvent les attaquer dans les premières années de leur vie. Quoique les vices de conformation ne gênent pas à cette époque les fonctions du corps, ils le dérangeront bientôt : on doit donc les regarder comme maladies, ou du moins comme des objets qui tiennent de près aux maladies. Nous commencerons par le vice de conformation ; nous passerons ensuite aux maladies proprement dites.

Des vices de conformation des enfans nouveaux nés.

Ces vices sont en grand nombre : ils peuvent venir au monde avec les conduits extérieurs et les voies naturelles fermés , oblitérés : telles sont les occlusions des paupières, des narines, des oreilles, de l'anus, de la vulve chez les filles, de l'uréthre chez les garçons ; la lèvre pourra être fendue, et produire ce qu'on appelle *le bec de lièvre :* la langue est attachée jusqu'à la pointe par une expansion de la membrane qui la recouvre, et forme le filet. Le nombril peut aussi être attaqué de certains vices ; d'autres fois, il y en a de surnuméraires : nous allons traiter chacun de ces vices ; enfin les doigts sont quelquefois collés les uns aux autres.

De l'ankyloblépharon.

L'ankyloblépharon est un vice dans lequel les paupières sont collées, fermées ensemble. Il est naturel ou accidentel : ce dernier est rare ; il est plus ordinaire de le voir naturel. L'occlusion des paupières se fait médiatement, quand les paupières sont collées l'une à l'autre par le moyen d'une pellicule ; immédiatement, quand les mêmes paupières sont agglutinées l'une à l'autre, et qu'elles se touchent à nud.

L'ankyloblépharon, de quelque manière qu'il se fasse, est total ou partiel : ces mots s'entendent assez. On le distingue encore en simple ou en compliqué. Il est simple, quand les paupières sont collées, et qu'elles sont encore dans leur état naturel ; compliqué, quand, en outre de l'agglutination des paupières, elles adhèrent encore au globe de l'œil. Cette dernière espèce est rare.

Causes.

On présume que la cause de ce vice est le contact et l'immobilité des paupières, qui durent tant que l'enfant reste dans la matrice : or il se peut faire que quelques légères inflammations donnent lieu à l'agglutination, au collement, ou bien la nature peut s'être écartée des règles qu'elle a coutume de suivre dans ses opérations, ou bien accuserons-nous le concours des mollécules organiques, en trop grande quantité, avec *M. de Buffon?* La chose est encore différente : d'ailleurs cette cause est bien peu intéressante.

Symptômes.

L'enfant ne peut écarter les paupières, l'œil reste couvert, la lumière est interceptée : il y a en outre l'immobilité des paupières, si elles sont adhérentes au globe de l'œil.

Diagnostic.

L'ankyloblépharon est facile à connoître. On voit du premier coup-d'œil s'il est simple ou composé, s'il est avec membrane ou sans membrane.

Prognostic.

Ce vice n'a rien de fâcheux ; l'enfant peut vivre dans cet état : il sera aveugle, à la vérité. Si les larmes ne trouvent pas une issue libre dans les conduits lacrymaux, elles peuvent s'échauffer, devenir âcres, et donner lieu à l'inflammation de cet organe. Quant à la curabilité de l'ankyloblépharon simple, il est facile à guérir, le partiel surtout. Celui qui dépend de l'agglutination des paupières entre elles est aussi curable ; celui qui est compliqué avec adhérence des paupières au globe de l'œil peut se guérir, en prenant des précautions : on ne remédie que difficilement à celui qui est accompagné de déchirures des parties.

Curation.

L'opération chirurgicale est le seul moyen que

nous ayons pour guérir : or nous avons plusieurs cas à examiner. 1°. L'ankyloblépharon est formé par une particule qui unit les parties, et il est partiel : on glisse par-dessous la pellicule, par le trou qui se rencontre, une sonde d'argent crenelée, avec laquelle on tient les paupières soulevées, crainte de blesser le globe de l'œil ; on porte dans sa crenelure une pointe de ciseaux, ou, mieux encore, une lame de bistouri ; on coupe avec précaution jusqu'à ce qu'on soit à l'endroit où on doit finir. Il ne faut pas prolonger l'incision trop loin, crainte d'intéresser la caroncule lacrymale, et certains petits replis qui se trouvent dans cet endroit ; on bassine ensuite avec le vin et l'eau tiède, à laquelle on a ajouté un peu de tutie ; on a soin sur-tout de prévenir une nouvelle agglutination. La cure est bientôt faite : on ne peut croire avec quelle promptitude les plaies se cicatrisent dans les enfans.

2°. Cette même espèce d'ankyloblépharon est complète. Pour procéder à la cure de celle-ci, on élève les paupières en les pinçant vers le petit angle de l'œil, ce qui fait faire un petit pli à la membrane ; on coupe sur ces plis avec les ciseaux ou le bistouri ; et par l'ouverture qu'on vient de faire on introduit la sonde crenelée, et on achève l'opération comme dans le cas précédent.

3°. L'ankyloblépharon dépend de l'agglutination immédiate des paupières. Alors si le vice n'est pas

partiel, on introduit la sonde ; on coupe doucement et avec précaution ; on ménage beaucoup
plus la paupière supérieure que l'inférieure : car c'est
celle qui se meut chez l'homme, et on fait attention de ne pas intéresser les points lacrymaux. Si
elle est totale, il faut d'abord faire l'ouverture vers
le petit coutus, et continuer l'opération ainsi que
nous venons de le dire.

4°. Les tarses sont détruits, on ne voit qu'une
seule membrane : fera - t - on l'opération , ne la
fera-t-on pas ? Si on fait cette opération, les paupières artificielles qui en résultent ne pourront
avoir les mouvemens nécessaires à l'œil ; mais au
moins l'enfant jouira de la lumière, et si on ne la
fait pas, il restera aveugle : or, de deux maux il
faut toujours éviter le pire ; on fera donc l'opération. Peut-être les paupières en acquerront-elles,
avec le temps, une sorte de mobilité : d'ailleurs,
il faut donner cours aux larmes, qui ne manque-
roient pas de s'aigrir, et de devenir la source d'une
infinité de maladies. Dans ce cas, on élève la paupière vers le petit angle de l'œil, en la pinçant et
lui faisant faire un petit plis, sur lequel on fait une
incision, puis on insinue la sonde ; et l'incision
longitudinale qu'on va faire doit être, non pas di-
recte d'un angle à l'autre, mais elle doit se faire
de façon que la paupière supérieure soit convexe
par en bas, et l'inférieure concave par en haut.

On

On panse à l'ordinaire ; on a soin d'exposer l'enfant au grand jour pour l'exciter à ouvrir et à fermer les paupières. Comme cette opération n'est pas dangereuse, on peut la faire au bout de huit jours, sans attendre trois ou quatre mois, comme quelques auteurs le recommandent ; il n'en résultera aucun inconvénient.

De l'occlusion des oreilles.

Il est difficile de savoir si l'enfant vient au monde avec les oreilles bouchées dans le conduit interne. On ne peut s'appercevoir des vices de cet organe que par rapport au conduit externe : or l'occlusion de ce conduit est faite quelquefois par une membrane épaisse, charnue ; d'autres fois, et le plus souvent, par une pellicule unie.

Causes.

Ce peut être quelque légère inflammation dans ces parties, ou les autres causes qui ont donné lieu à la maladie dont nous venons de parler.

Symptômes.

De cette maladie nait la surdité. Si on ne peut détruire le vice, l'enfant reste muet.

Diagnostic.

Il est facile de connoître le vice. S'il est dans le conduit externe, on voit bien si la membrane est épaisse ou mince ; mais il est bien difficile de savoir jusqu'où la masse charnue s'avance dans le conduit interne : elle est quelquefois très-épaisse, et pour lors la guérison est presque impossible.

Prognostic.

Ce vice n'influe pas sur les fonctions vitales ; mais la surdité mène au mutisme. Quant à la cure, on guérit aisément, si la membrane qui se trouve dans le conduit externe est mince ; très-difficilement, si elle est épaisse et charnue ; car il y a dans ce cas un prolongement charnu qui se porte au loin dans le conduit.

Curation.

Si la membrane est mince, 1°. on fait une incision cruciale avec la lancette, et on empêche la réunion avec une tente : les angles s'effacent ordinairement par la suppuration ; s'il en restoit encore quelques portions, on y passeroit légèrement la pierre infernale. 2°. On fait, pour la membrane charnue, la même opération, en mettant seulement des suppuratifs plus forts, comme le basilicum : s'il y a un cartilage, il faut faire en sorte de le rompre. Lorsque la masse charnue est si profonde qu'elle ne laisse aucune cavité, le mal est incurable. Pour faire cette opération, il faut bien connoître la structure des parties : sans cela on court risque de se tromper. On propose de se servir, ou de l'emporte-pièce, qui est un instrument dont se servent ceux qui font des fleurs sur des étoffes, ou d'une espece de vilebrequin, qui a son extrémité supérieure surmontée par une scie; on pénètre avec cet intrument, jusqu'au méat auditif, on emporte la membrane du tympan, qui paroît ici inutile à l'audition. Cette opération n'a pas eu jusqu'ici des succès bien avérés. L'expérience n'a rien confirmé sur cet article; cela s'éclaircira peut-être par la suite.

De l'occlusion des narines.

Quand les narines sont bouchées, on y fait une incision cruciale, et on introduit un petit tampon de charpie trempée dans l'huile d'œuf. S'il se trouve un cartilage, on le coupe de même avec la lancette; on ronge le reste avec la pierre infernale, s'il ne se fond pas : s'il y a une masse charnue, on tente la guérison comme dans le cas de l'oreille.

Quand les narines sont agglutinées, on conseille de faire une ouverture semblable à celle que les oiseaux ont dans cette partie : pour cet effet, on perce jusque dans les fosses nasales. Observez que les narines ne sont jamais collées par les ailes au septum, mais qu'elles sont bouchées par l'interposition d'une membrane ou d'une masse charnue. Un enfant pourroit vivre avec les narines bouchées; mais le sens de l'odorat seroit presque détruit chez lui, et, comme cela se dit vulgairement, il parleroit du nez.

De l'occlusion des lèvres.

Lorsque la bouche est fermée, c'est par le moyen d'une membrane qui unit les deux lèvres, ou bien en vertu de leur agglutination immédiate. Cette occlusion est totale ou partielle. Si elle est partielle, on introduit la pointe d'une paire de ciseaux par l'ouverture, et on coupe jusqu'à la commissure opposée ; on frotte ensuite les lèvres avec du miel rosat ou l'huile d'hypericum : la nourrice a soin de ne pas donner à tetter jusqu'à ce que la cicatrice soit faite ; elle fait prendre à l'enfant son lait à la cuiller.

Quand l'occlusion est totale, on fait une ouverture à l'un des angles des lèvres avec la lancette, on introduit la sonde crenelée, on porte la pointe des ciseaux, on soulève, et on coupe.

Du filet.

Le filet est un vice d'une conformation assez commune : il consiste dans le prolongement du frein qui retient la langue attachée jusqu'à son extrémité antérieure, et qui empêche la pointe de cet organe de se lever contre les dents incisives supérieures, comme cela doit être dans l'ordre naturel : la membrane qui donne lieu à ce vice de conformation peut être plus ou moins longue, plus ou moins dure.

Symptômes.

Il y a impossibilité de tetter : de là le défaut de nourriture de l'enfant ; et comme la langue ne peut suffisamment se vouter, l'enfant tousse souvent lorsqu'il veut prendre quelque chose.

Diagnostic.

Il n'est pas difficile d'après les symptômes ci-dessus.

Prognostic.

Cette maladie est fâcheuse, si on n'y remédie promptement : l'opération se fait avec assez d'aisance ; mais les accidens qui suivent coûtent souvent la vie aux petits enfans. Ces accidens sont l'hémorrhagie et la suffocation. Si on ne guérit pas ce mal, l'enfant bégaye, et même reste muet.

Cure.

Il n'y a que l'opération chirurgicale qui puisse remédier à cet accident. Voici la façon dont on la fait ordinairement.

On place l'enfant sur les genoux de la nourrice, la tête en bas ; on passe le doigt sous la langue, et on la soulève, tandis qu'avec l'autre main on coupe, au moyen de ciseaux bien aiguisés, ce que le filet a de trop long. Cette méthode est trop peu sûre, parce que l'opérateur travaille en aveugle, à cause de ses doigts qu'il a dans la bouche de l'enfant et qui cachent tout : il peut donc couper le filet trop avant, et intéresser les artères, d'où s'en suivra une hémorrhagie dangereuse, à cause de la difficulté qu'on a d'arrêter le sang. Il arrive encore un autre accident en coupant trop le frein, c'est la suffocation. Elle a lieu, parce que l'enfant sentant une irritation dans ces parties, remue beaucoup la langue ; ses mouvemens font sortir quelques gouttes de sang, en supposant que l'hémorrhagie n'ait pas lieu ; l'enfant suce ce sang ; il y trouve une saveur douçâtre qui le flatte : or il ne peut sucer qu'en remuant la langue ; mais cette partie étant fraîchement coupée, et la cicatrice point formée, la langue continue à se détacher de plus en plus ; enfin l'enfant continuant de sucer, la langue fait, par succession de temps, la bascule ; l'enfant la retire au-delà du voile du palais, l'y engage, et l'applique exactement aux arrières narines : alors il se trouve suffoqué, et périt à l'instant, s'il n'est promptement secouru.

Il suit encore un accident de l'opération. Si l'enfant avale le sang et qu'il aille dans l'estomac, il s'y altère, il s'y pourrit, occasionne des nausées, des vomissemens, des diarrhées, des coliques, qui donnent la mort. On peut voir dans les *Mémoires de l'Académie des Sciences* les moyens que je propose pour faire cette opération plus sûrement, et pour remédier à l'hémorrhagie et à la suffocation.

Observez que le sang ne se digère jamais : le législateur des Juifs avoit donc grandement raison d'interdire à ses peuples l'usage de manger du sang.

Ce seroit ici le lieu de parler du bec-de-lièvre ; mais nous ne ferions que répéter ce que nous avons dit dans un autre temps : vous pouvez encore consulter les *Opérations de Dionis.*

Des vices de conformation qui se voient au nombril.

Quelquefois les enfans ont un cercle qui environne le nombril, formé par une seule membrane fort mince, qui paroît être le péritoine : les muscles et les aponévroses manquent en cet endroit. Ce vice de conformation peut devenir fâcheux, en ce que cette membrane venant à se rompre, les intestins sortent en dehors. Pour y remédier, on applique sur l'endroit l'emplâtre *contra rupturas.* On a vu des enfans guérir de ce vice en grandissant, parce que les bords s'étoient rapprochés au point de fermer l'ouverture. Quelquefois il arrive que cet endroit est absolument ouvert, et laisse passer les intestins. M. Monro rapporte quelques exemples de ce vice dans les *Actes d'Edimbourg.*

Je passe ici ce que nous aurions à dire sur les doigts surnuméraires et leur union, sur l'occlusion du fondement, sur celle de l'uréthre, de la vulve : toutes ces choses ne contiennent rien de particulier qui n'ait été expliqué en parlant de l'occlusion des narines.

Des maladies de l'enfant qui dépendent de l'accouchement.

Les maladies de l'enfant proprement dites sont de deux espèces. Ou elles reconnoissent pour cause ce que l'enfant a souffert dans l'accouchement laborieux, ou elles ne dépendent pas de l'accouchement. Les maladies de la première espèce sont la suffocation, le déplacement des os de la tête, les luxations et les fractures des os des extrémités, les déchirures, les contusions, les hernies. Nous allons traiter ces objets les uns après les autres.

De la suffocation.

Souvent l'enfant venant au monde est bouffi, suffoqué, ne peut crier, ni même seulement respirer, on le croit mort ; il faut donc s'assurer de sa vie par le battement du cordon ombilical, du pouls, des artères temporales, du cœur, etc.

Causes.

Les causes de cet accident sont la longueur du temps que l'enfant a resté au passage, la délicatesse de son tempérament, l'étroitesse du bassin de la mère, les différentes manœuvres qu'on a été obligé de mettre en usage pour terminer l'accouchement, comme de tirer l'enfant par les cheveux, ainsi que font plusieurs sages - femmes; de le faire venir en double, et de le retourner sans ménagement.

Prognostic.

Si l'enfant est vivant quand il vient au monde, il meurt bientôt, si on ne lui donne promptement du secours.

Cure.

Quand, après la sortie de l'enfant, on l'a tourné sur le dos, et qu'il ne crie pas, on examine s'il est livide, violet, bouffi, défiguré : en ce cas, on ne fait pas la ligature du cordon ; on laisse un instant la circulation se rétablir du placenta à l'enfant : ceci suppose toutefois que le placenta est adhérent à la matrice ; on chauffe ses doigts, on fait de légères frictions sur le cordon , on adapte sa bouche à celle de l'enfant, on chasse doucement dans cette petite bouche son haleine, pour ranimer la respiration. Si, malgré ces secours, l'enfant ne donne aucun signe de vie, on noue promptement le cordon en un seul endroit, on coupe au-dessous, laissant le tronc lié, pour que la mère ne perde pas de sang. On comprime le bout qui reste à l'enfant avec les doigts ; on le porte près du feu pour le réchauffer, et on laisse écouler une demi-palette de sang, si l'enfant vit encore : cette saignée le ranime bientôt ; on lui fait prendre deux ou trois cuillerées de vin sucré. La saignée est ici un remède curatif, au lieu que dans tous les autres accidens elle n'est que préparative.

Du déplacement des os de la tête.

Il arrive quelquefois que les enfans viennent au monde tout autrement conformés qu'ils ne doivent l'être, parce que les os passent les uns sur les autres : ce sont pour l'ordinaire les pariétaux qui passent les uns sur les autres, quelquefois le frontal sur les pariétaux.

Causes.

Le déplacement reconnoît pour cause la longue et la forte compression qu'a soufferte la boîte osseuse du crâne au passage ; compression due à l'étroitesse des parties dans tous les accouchemens, même les plus naturels. Ces os chevauchent, à la vérité, plus dans les uns que dans les autres ; mais ils se remettent ensuite dans l'état naturel, et quand ils ne le font pas, c'est que la membrane qui les unit a perdu son ressort ; et alors le chevauchement persiste.

Diagnostic.

La vue et le toucher nous instruisent aisément de ce dérangement.

Prognostic.

Il seroit très - fâcheux, si on abandonnoit la cure aux soins de la nature ; il faut donc y remédier de bonne heure : ce que l'on fait facilement, comme nous allons voir.

Cure.

Tout se réduit à faire la réduction des parties ; mais il est utile auparavant de tirer un peu de sang par le cordon ombilical, de bassiner la tête avec du vin chaud : tout cela se fait promptement ; on vient ensuite à la réduction du chevauchement, laquelle se fait par les os pariétaux, en appliquant doucement une main sur le frontal, d'une part, et l'autre main sur l'occipital. On presse sur ces deux os ; on fait la pression alternativement, en appliquant la main sur les tempes : ce qui produit sur les os engagés les mêmes effets dont nous avons parlé ci-dessus.

De la contusion du vertex.

Il arrive quelquefois une contusion sur le sommet de la tête, moitié remplie de sang, moitié d'eau, tenant par conséquent de l'ecchymose et de l'œdème. Cette tumeur est, dans certains cas, fort grosse, et ressemble aux très-gros champignons.

Causes.

C'est le trop long séjour de la tête à l'orifice de la matrice. Pour lors le sang arrive librement à la partie par les artères, qui souffrent peu de compression, à cause de leur élasticité ; il ne peut au contraire revenir, parce que les veines sont fortement comprimées, d'où s'ensuit la tumeur.

Curation.

Le plus court, si la tumeur est considérable, est de tirer un peu de sang par le cordon ombilical ; on bassine ensuite la partie avec du vin chaud, coupé avec la décoction de la racine de grande scrofulaire, et la tumeur se dissipe en quatre ou cinq jours : il est dangereux de faire des scarifications. Si la tumeur ne se résout pas au bout de six à sept jours, elle se terminera par un abcès, qu'il faut ouvrir : on traite l'ulcère comme à l'ordinaire ; mais il est rare que cette terminaison ait lieu, rarement on voit de mauvais effets de cette méthode.

Des luxations.

Les luxations sont des accidens qui dépendent presque toujours de l'impéritie de l'accoucheur ;

quelquefois cependant il est obligé de luxer ou de casser un membre pour sauver la vie à l'enfant : la luxation des extrémités inférieures est plus commune que celle des supérieures.

Causes.

Ce ne peut être qu'un accouchement contre nature, comme quand l'enfant présente le coude ou le bras entier, les genoux et les cuisses, et qu'il faut refouler ces parties. Si on ne le fait avec précaution, adresse et patience, on luxe immanquablement les os, ou on les casse ; quelquefois, les deux accidens arrivent.

Prognostic.

Il n'est pas effrayant ; les parties se réduisent facilement et se contiennent de même. Nous ne dirons rien de *la cure*, parce qu'elle ne renferme rien de particulier, qui ne soit dans les ouvrages des auteurs qui ont traité de ces maladies, entre autres dans ceux de M. *Petit* le chirurgien.

Des fractures.

On connoît aisément les fractures chez l'enfant nouveau né, car les membres se raccourcissent encore plus que chez l'adulte, toute proportion gardée : cela vient de ce que les os ayant peu de surface chez les enfans, ils chevauchent aisément.

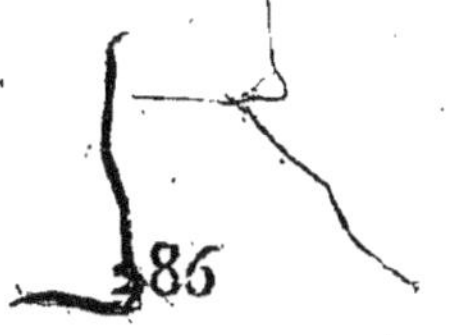

Prognostic.

La fracture est plus fâcheuse que la luxation, en ce que, la réduction faite, il est plus difficile de maintenir les parties en place. Cette difficulté dépend, 1°. de ce que les membres de l'enfant souffrent beaucoup de la compression qu'on est obligé de faire ; 2°. de ce que l'enfant (proportion gardée) a plus de graisse que l'adulte. La cure de ces fractures n'a encore rien de particulier aux autres fractures.

Des déchirures et contusions.

La manière de traiter est la même que dans l'adulte.

Des maladies proprement dites des enfans nouveaux nés.

Ces maladies sont celles qui ne dépendent pas de l'accouchement, mais de la constitution même de l'enfant ; elles sont en grand nombre, et dépendent presque toutes de la délicatesse de leur estomac et des vices de digestion. Nous ne considérerons ces maladies que jusqu'au temps où se fait la dentition, c'est-à-dire, jusqu'au douzième ou quinzième mois. Passé ce temps, l'enfant est compris dans la classe du reste des hommes ; et les maladies dont il peut être attaqué ne se traitent pas différemment : ainsi nous ne nous proposons que de traiter des maladies qui attaquent les enfans jusqu'au dix - huitième mois ou pendant les deux premières années de leur vie.

Des convulsions.

La convulsion est un mouvement involontaire et irrégulier, qui se fait appercevoir dans les différentes parties du corps. Cette maladie est très-commune chez les nouveaux nés. Elle diffère à raison du temps où elle se fait appercevoir : c'est communément au visage , et principalement au. nez et aux lèvres qu'on en distingue les effets ; elles peuvent aussi attaquer les autres parties du corps. Elles varient encore à raison du temps où elles prennent : tantôt c'est au bout de cinq à six semaines ; tantôt le huitième ou le neuvième mois; quelquefois, dans l'intervalle de ce temps ; enfin elles sont plus ou moins graves.

Causes.

La cause prochaine est un flux irrégulier des esprits animaux, qui se fait dans toutes les parties attaquées de convulsions ; les causes disposantes sont la vibratilité des nerfs , leur sensibilité exquise. Les anatomistes ont observé que les nerfs, chez les petits enfans, sont beaucoup plus gros, par proportion, que chez les adultes. C'est apparemment par cette raison qu'une douleur qui se fait à peine sentir chez l'homme détermine les enfans à tomber en convulsions. Il est encore d'observation que les enfans qui ont la tête grosse ou qui naissent de parens qui ont cette conformation, sont très-sujets aux convulsions. La cause déterminante est une douleur, une irritation, qui, chez presque tous les enfans, paroît avoir son siége dans le ventre; du moins les contorsions, les cris, les grimaces qu'on leur voit faire, le font présumer. Cette cause a lieu spécialement avant la sortie des dents : or cette douleur dépend vraisemblablement de l'impression faite sur les parois de l'estomac et du canal intestinal par une saburre aigre, acide, qui s'y accumule. La manière dont il faut traiter cette maladie le prouve. Les convulsions peuvent encore dépendre de la sortie des dents et de la présence des vers; mais ces deux causes ne développent les convulsions chez les enfans que vers les trois derniers mois de la première année, et jamais dans les trois premiers mois de leur vie.

Symptômes.

L'enfant attaqué de convulsions a la face cadavéreuse, le nez petit, ulcéré; des mouvemens irréguliers, involontaires, se font appercevoir dans les lèvres, les yeux, le ventre; celui-ci est serré, le flanc est rentré; l'enfant se tortille; son pouls est petit, concentré pendant le paroxysme; il paroît un peu d'écume à sa bouche : c'est peut-être ce dernier symptôme

symptôme qui fait donner au mal le nom d'*épilepsie*.

Diagnostic.

Il est aisé ; il ne faut que des yeux pour voir que l'enfant est attaqué de convulsions. Celui de la cause est plus obscur ; cependant, je crois pouvoir dire en général, d'après les observations que j'ai faites, que les convulsions des huit premiers mois sont causées par l'impression de la saburre acrimonieuse.

Prognostic.

Les convulsions sont en général un accident très-fâcheux, qui fait périr l'enfant très-promptement. Ce prognostic regarde spécialement les convulsions qui viennent de la saburre, parce que l'estomac étant foible et délicat, la cause subsiste toujours, au lieu que dans les convulsions de la dentition la cause cesse dès que les dents sont sorties. Il est vrai que si la sortie des dents est accompagnée de tuméfaction de la tête, les convulsions sont mortelles. Il faut aussi avouer que s'il meurt tant d'enfans dans les convulsions, c'est qu'on les soigne fort mal : on les inonde, pour l'ordinaire, d'antispasmodiques, de relâchans, d'adoucissans ; on applique des cataplasmes émolliens sur le ventre ; on fait des embrocations. Ces différens remèdes peuvent être utiles lors du paroxysme ;

Tome II. T

mais ensuite il en faut d'autres : sinon les convulsions augmentent, et elles emportent l'enfant. J'ai
suivi cette méthode pendant un temps ; aussi j'ai
eu le chagrin de voir périr plusieurs enfans qui
m'intéressoient d'autant plus que je les croyois
mieux, du moins je me le suis imaginé. Voyant
ses mauvais succès, j'ai changé de méthode, je me
suis formé des idées plus justes sur la nature et la
cause de cette maladie : ce sont celles que je viens
de rapporter ; enfin, j'ai cru devoir m'en fier au
précepte d'Hippocrate, *vomitus vomitu curatur*, et
croire qu'on peut guérir les convulsions morbifiques
en excitant une convulsion plus grande.

Cure.

Ne faisant attention qu'à la cause des convulsions, j'ai présumé, pour la faire cesser, qu'il falloit chasser hors de l'estomac et des intestins la
saburre aigre qui causoit tous les désordres : en
conséquence, je me suis comporté d'une autre
façon. Je vais vous la faire connoître.

Dans le temps du paroxysme, j'emploie les remèdes
ordinaires. Je donne à l'enfant quelques antispasmodiques ; je lui fais des embrocations, des frictions cal-
mantes. Aussitôt que le paroxysme est passé, je fais
prendre un émétique purgatif en règle : je commence
par le tartre stibié, à la dose d'un demi-grain, d'un
grain et demi. Quand l'enfant a bien vomi, et sans

effort, je donne un lavement purgatif en règle, parce que l'enfant ne pourroit prendre la médecine convenable par la bouche : de cette façon, il rend copieusement par le haut et par le bas. Après l'opération de l'un et de l'autre remède, je donne à l'enfant un petit cordial pour consoler son estomac encore tout ému. Communément ces seuls remèdes suffisent pour détruire les convulsions ; elles cessent comme par miracle : et pour prévenir la formation d'une pareille saburre, je règle le régime de la nourrice ; je la purge de temps en temps, et je délaie son lait. Telle est la nouvelle route que je vous propose. Depuis que je la pratique, il ne m'est pas mort un seul enfant de la maladie dont nous parlons.

Les convulsions qui dépendent de la dentition exigent des remèdes que nous indiquerons en traitant de cette maladie. Celles qui reconnoissent pour cause la présence des vers, viennent de l'irritation qu'ils font éprouver aux intestins; les évacuans émétiques et purgatifs sont les remèdes auxquels il faut avoir recours dans ce cas.

De la toux, du vomissement, des coliques, des diarrhées et tranchées des enfans.

Toutes ces maladies reconnoissent la même cause ; toutes ont été maltraitées, parce qu'on a ignoré cette cause ; enfin, toutes doivent se traiter de même. Ce sont ces considérations qui nous ont engagés à les rassembler dans cette dernière section.

Causes.

La foiblesse de l'estomac du petit enfant, sa délicatesse, la difficulté qu'il a à digérer le lait qu'on lui donne, la saburre aigre, acide, qui se fait en conséquence, et l'irritation qu'elle cause, ou dans le canal intestinal, ou sur les fibres délicates du poumon, après avoir passé dans les deuxièmes voies, sont les causes prochaines et éloignées de cette kirielle de maladies : on le prouve par la nature des remèdes qu'on emploie pour les guérir, ce sont les émétiques et les purgatifs ; or ces médicamens agissent en évacuant les matières contenues dans les premières voies.

Symptômes.

Nous n'en décrirons aucun, ils sont tous connus ; presque toutes ces maladies, portées à un certain degré, sont accompagnées d'un peu de fièvre, de chaleur à la peau, de sécheresse à la bouche et de soif.

Prognostic.

Ces maladies sont plus ou moins fâcheuses, à raison des symptômes ; la toux, par exemple, portée à un certain degré, devient convulsive : la manière ordinaire de traiter contribue beaucoup à la rendre telle. Le vomissement peut ne pas être morbifique, car l'estomac de l'enfant est si vibratil, que pour peu qu'il prenne de lait, il peut le supporter ou le rejeter : tous ces accidens sont quelquefois symptômatiques, et dépendent de la dentition.

Cure.

D'après les causes que nous avons assignées, elle est fort simple ; il n'y a qu'à évacuer les matières des premières voies : aussi je commence par donner l'ipécacuanha à la dose d'un grain, d'un grain et demi, ou bien je purge la nourrice un peu fortement, pour que son lait, devenu purgatif, fasse faire quelques selles à l'enfant ; je règle ensuite le régime de la nourrice. Je commence par lui faire prendre une ample boisson d'eau de chicorée sauvage, au cas que son lait soit trop épais ; je donne à l'enfant une teinture de rhubarbe, ou quelques autres amers, pour ranimer son estomac. Cette méthode doit être préférée, je pense, à la pratique des auteurs, qui consiste à donner des adoucissans en grande quantité, tels que les mucilages, les huileux. Ces remèdes ne servent qu'à enlever les forces de l'estomac, qui n'est déja que trop relâché chez les enfans : c'est augmenter la cause, et par conséquent la maladie.

Des hernies des enfans nouveaux nés.

Les enfans qui ont été fatigués dans un accouchement long et laborieux sont ordinairement attaqués de descentes ; mais elles ne sont d'aucune conséquence : elles rentrent facilement, et sortent, à la vérité, de même, si on n'a pas soin de les retenir ; quelquefois elles causent des douleurs assez considérables, parce que l'air gêne et distend les parties.

Causes.

Elles nous sont connues ainsi que les effets.

Cure.

On fait rentrer l'intestin, et on le contient en situation avec un bandage de futaine ou de linge. On évite le bandage élastique; mais on fait mal : j'en ai fait porter aux enfans pour lesquels j'ai été consulté, et je n'en ai vu que de bons effets ; je ne balance pas d'appliquer par dessus le cataplasme d'herniole.

De l'hydrocèle.

C'est une tumeur formée par un amas d'eaux dans le dartos ou dans la tunique vaginale même, et qui forme par ce moyen une hydropisie enkis-tée : la tumeur se présente avec une sorte de du-reté. J'ai vu, il y a quelque temps, le premier chi-rurgien de Paris, ou du moins celui à qui la place qu'il occupe donne ce rang, prendre une pareille hydrocèle pour une tumeur squirreuse des testicules et agir en conséquence. L'hydropisie du scrotum n'est pas si dangereuse. Le plus court moyen pour la guérir est de tenir l'enfant hors de son maillot tant que le mal dure, parce que la macération des bourses par l'urine est souvent la cause du mal. Si cela ne suffit pas, on fait des scarifications, et le mal disparoît bien vîte. Si l'épanchement d'eau se trouve dans la tunique vaginale, il faut faire une incision en longueur sur le sac; quelquefois on est obligé d'en faire plusieurs : on entretient une longue suppuration, pour que toute la sérosité ait bien le temps de s'évacuer avant la réunion de la plaie, sans quoi l'hydrocèle reparoît.

De la gourme.

La gourme est une espèce de gale, de levain entassé, qui se jette abondamment sur la tête et le visage des enfans, et derrière leurs oreilles : il faut distinguer cette maladie de la teigne. La gourme est commune aux enfans, sur-tout à ceux qui sont nés de parens mal-sains, ou de pauvres gens qui se nourrissent mal.

Causes.

Cette maladie est due à la présence du miasme cutané, d'une acrimoine qui se jette à la peau; les causes éloignées sont tout ce qui pourra donner lieu à l'acrimonie du sang.

T 4

Cure.

·Il faut bien se donner de garde de repousser ce levain en dedans, ou d'arrêter trop vîte son éruption; on tueroit l'enfant. Les anciens pratiquoient dans ce cas des cautères, et ils avoient raison : on en fait donc un, deux, trois même, s'il le faut. Pendant ce temps, on purge la nourrice plusieurs fois; on adoucit et on délaie bien son lait par un régime humectant; on évite les astringens et les répercussifs; mais on étuve avec l'eau simple ou avec une décoction de véronique. Je conseille de faire plutôt le cautère avec le bistouri qu'avec la pierre à cautère ou infernale. Je me suis apperçu que le cautère fait avec les escharotiques nuit à l'enfant, soit que cela dépende de la vive sensation qu'ils impriment, soit de l'eschare gangreneuse qui en résulte. Quoi qu'il en soit, je préfère, et je vous conseille de faire l'opération avec le bistouri.

Des rougeurs des cuisses, des aînes et des fesses.

Ces rougeurs font beaucoup souffrir l'enfant; elles dépendent de la macération des fesses, des cuisses et des parties génitales par l'urine et les excrémens, et par conséquent du peu de soin qu'ont les nourrices de changer l'enfant.

Symptômes.

C'est la douleur de l'enfant : il crie, se lamente, se dessèche, perd son embonpoint, et une petite fièvre se fait sentir. Cet accident, qui en lui-même est très-peu de chose, ne mérite que peu d'atten-tion.

Cure.

Il faut commencer par tenir l'enfant proprement, puis bassiner les parties malades avec une infusion de camomille ; mais le principal est la propreté : il seroit même à souhaiter qu'on le tirât du maillot, au moins pour quelque temps. Il est de ces rougeurs qui ne s'en vont pas, malgré les remèdes, parce qu'il y a acrimonie dans le sang de l'enfant. Alors il faut purger la nourrice, adoucir son lait par le ré-gime et par tous les moyens convenables.

De l'hydrocéphale.

Elle est interne ou externe. La première est la vraie; la deuxième est la fausse. Il y a deux ans qu'à la foire Saint-Germain on faisoit voir un enfant hydrocéphale, dont la tête étoit mons-trueuse : le cerveau étoit tout-à-fait effacé ; on voyoit distinctement le sinus de la dure-mère en plaçant la chandelle d'un côté et en regardant de l'autre, car la tête étoit transparente ; il dormoit toujours. Nous avons dit que l'hydrocéphale étoit interne ou externe. Dans cette dernière, l'eau se trouve placée entre les tégumens et le crâne. L'interne est divisée en deux espèces : l'existence de l'eau entre le crâne et le cerveau constitue la première ; la seconde est celle où l'eau est dans les vésicules du cerveau.

Il est presque impossible de connoître la maladie dans son principe. Quand on s'en apperçoit, elle est portée à un trop haut degré pour être guérie. Cependant, dans la première espèce, on apperçoit un œdéme plus ou moins grand.

Si on soupçonnoit l'hydrocéphale naissante, je ne connois pas de plus sûr remède que d'administrer des purgations à la nourrice, et d'appliquer un séton sur la nuque de l'enfant.

De la vérole des nouveaux nés.

Les pères et mères vérolés engendrent des enfans attaqués de ce mal. C'est un spectacle affreux que de voir un petit malheureux dans ce cas : il semble que la vérole ne conserve sa force que pour ces pauvres malheureuses créatures. Ils sont couverts, depuis les pieds jusqu'à la tête, de pustules qui ne font bientôt plus qu'un ulcère ; on ne sait où les toucher : ils crient toujours, paroissent mal à leur aise ; le ventre quelquefois est douloureux, enflé. Il n'est pas de femme qui veuille se charger de nourrir un enfant dans cet état, à cause du risque qu'elle court. On est donc obligé de le nourrir avec le lait de chèvre ou d'ânesse, ou bien avec celui de vache, mais coupé ; on le lui fait prendre au moyen d'un biberon auquel on adapte une éponge très-fine taillée comme le mamelon : il faut que le lait soit tiède.

Ces enfans périssent ordinairement dans les six premières semaines de leur naissance, si la mère n'a fait aucun remède pendant sa grossesse. Que faire pour guérir un enfant dans cet état ? il n'y a de ressource que dans l'application des emplâtres ; on ne peut faire de friction, encore moins donner des purgations mercurielles. On se contente donc d'applications sur le corps de l'enfant, en ménageant les endroits qui doivent être respectés, de linges couverts d'onguent mercuriel double et et animé de camphre, spécialement sur les bras, les jambes, les cuisses, mais point sur le ventre, ni sur la tête, ni sur la poitrine. Pendant ce temps on fait boire l'enfant, et on le tient chaudement. Quelquefois ce moyen m'a réussi : apparemment que le corps de l'enfant avoit absorbé assez de mercure pour opérer la destruction du vice vérolique. Le plus communément ces enfans meurent dans les six premières semaines. Tels sont les moyens de remédier à ce mal ; mais le plus sûr est de traiter la femme grosse.

De la jaunisse des nouveaux nés.

Vers le troisième ou quatrième jour de la naissance, les enfans sont presque tous attaqués d'une jaunisse plus ou moins considérable. Cet accident est si commun, que les naturalistes l'ont regardé comme annexé à l'espèce humaine. Ils se sont trompés. A dire vrai, il y a beaucoup d'enfans qui en sont attaqués ; mais ce n'est pas une règle sans exception : cette jaunisse se manifeste du troisième au quatrième jour, c'est-à-dire, quand l'enfant a teté. Je pourrois cependant assurer l'avoir vue avant que l'enfant eût avalé du lait.

Causes.

La cause prochaine est un engorgement, un embarras momentané dans les vaisseaux biliaires, et une interruption dans la sécrétion de la bile: or qui peut occasionner cela dans presque tous les enfans ? pour rechercher cette cause, nous ferons deux observations importantes. 1°. L'expérience nous apprend que la jaunisse n'arrive guère que quand l'enfant tette une nourrice étrangère ; de sorte que de vingt de ces enfans, quinze ont immanquablement cette maladie : au contraire, sur vingt nourris par leur mère il y en a dix-sept ou dix-huit qui n'en sont pas attaqués. 2°. L'expérience nous apprend encore que si l'on donne à l'enfant un lait de trois ou quatre mois, la jaunisse, si elle elle arrive, est de peu de conséquence. D'après cela, je pense que l'engorgement du foie est produit par un lait épais, crud, visqueux, relativement à l'estomac de l'enfant. Cette maladie nous prouve de nouveau combien il est important que la mère nourrisse elle-même son enfant. C'est tellement le vœu de la nature, je dirois presque l'ordre, que lorsqu'il n'est pas écouté, le mal s'en suit pour la mère ou pour l'enfant, et souvent pour tous les deux. Le premier lait de la mère est fait pour l'enfant, il est analogue à son état, il est imparfait; c'est un demi-lait qui se digère facilement en raison de sa légèreté; il purge le méconium, et prépare l'estomac de l'enfant à recevoir un lait plus fort, qui ne tarde pas à couler à flots du sein de la mère, tant la nature, sage et prévoyante, sait nuancer tous ses ouvrages et marcher avec méthode.

Symptômes.

L'enfant prend une teinte jaune par tout le corps; sa peau est chaude plus qu'à l'ordinaire; il crie, il paroît souffrir; ses excrémens sont gris ou verdâtres, point colorés en jaune comme ils doivent l'être, parce que la bile ne coule pas. Ces symptômes, après avoir duré quelque temps, se dissipent, parce que l'estomac acquiert la vigueur nécessaire; il digère mieux; il n'y a plus de crudités, et l'engorgement du foie se dissipe. Quoique cet embarras soit momentané, il ne faut pas être moins circonspect sur le choix de la nourrice.

Prognostic.

Si ce mal ne se dissipe promptement, l'obstruction augmente et tous ses effets acquièrent de la force; on sent les mains de l'enfant devenir brûlantes, sur-tout dans la paume; il les ferme à moitié, et retire ses doigts comme les pattes rôties d'un chapon; il crie, se lamente; les convulsions succèdent, et il meurt en peu de temps. Cet état est accompagné d'une fièvre causée par l'acrimonie des humeurs dues au reflux de la bile.

Cure.

Il seroit très-à propos de prévenir ce mal, en préparant le lait qu'on destine à l'enfant, de manière à lui donner les vertus du colastrum, sur-tout lorsque la mère n'allaite pas l'enfant. Pour cet effet, on enverra chercher sa nourrice dès les premiers instans que la femme souffre, afin de l'avoir toujours auprès de soi trois ou quatre jours avant que l'enfant ne tette. Pendant ce temps on lui fait faire une petite diète; on délaie son lait, en lui faisant boire force eau de chicorée sauvage; on vuide ses mamelles, qui, pour l'ordinaire, sont gorgées de lait, en la faisant tetter par quelque enfant déja avancé en âge, ou, avec les instrumens propres, elle se tette elle-même: par ce moyen, on aura préparé à l'enfant un lait pour l'instant où il tettera. Il se trou-

vera tel que son petit estomac l'exige ; il se digé-
rera sans peine ; il ne formera pas de crudité, ne
causera pas par conséquent l'engorgement du foie.

Si l'enfant est attaqué de jaunisse, et qu'il y ait
danger, réglez promptement la nourrice pour son
régime ; changez-la même, si son lait est trop épais :
s'il est de huit ou dix mois, faites avaler quelque sirop
purgatif à l'enfant, comme de chicorée composée,
donnez-lui par-dessus deux cuillerées de petit-lait ;
insistez sur les lavemens, vous réussirez à tirer l'enfant de l'état dangereux où il est. Le principal est
de bien examiner le lait de la nourrice, de voir
la date de son certificat de couche, et de changer
pour peu qu'on soupçonne son lait ancien.

De la grenouillette.

On appelle ainsi une tumeur de la nature des
enkystés dont nous avons fait l'exposition dans
un autre temps ; ainsi je ne m'y arrêterai pas pour
le présent.

Du rachitis.

Le rachitis est une maladie propre aux enfans,
dans laquelle le corps de l'os se ramollit, se courbe,
tandis que les extrémités se tuméfient. Cet état est
suivi chez quelques-uns de marasme, d'atrophie
ou dépérissement marqué ; d'autres gardent leur
embonpoint, et la liberté des fonctions ne paroît
pas être affectée.

Cette maladie, outre le nom de *rachitis*, porte celui de *nouage*; et on dit de ceux qui en sont attaqués, qu'ils sont noués, et qu'ils se dénouent; enfin le peuple lui donne le nom de *chartre*: cela vient proprement du marasme qui accompagne le rachitis.

Cette maladie est nouvelle; les anciens l'igno-roient : elle n'a paru que vers le milieu du quinzième siècle, 1°. en Angleterre, puis en Hollande, ensuite en France. Le rachitis est-il une dégénération de la vérole ou de la lèpre ? on l'ignore. Ce qu'il y a de sûr, c'est que les Grecs et les Arabes ne l'ont pas connu ; il est le même aujourd'hui que lors de sa naissance; il n'a augmenté ni diminué. Il n'en est donc pas de cette maladie comme de la vérole, qui, terrible dans son commencement, a perdu par succession de temps, et perd encore tous les jours de sa première férocité.

On confond souvent le rachitis avec le spina ventosa; les différences, en effet, ne sont pas considérables. Le rachitis n'est pas toujours le même, il diffère à plusieurs égards, à raison du climat : il est bien plus commun en Angleterre et en Hollande. En Italie et en Espagne on ne voit aucun rachitique.

A raison de son étendue, il est universel ou particulier, c'est-à-dire que tous les os de la machine sont affectés, ou qu'il n'y en a qu'un certain nombre. A raison de son intensité, il est grave ou
léger,

léger, accompagné de fâcheux accidens, comme le marasme, etc., ou sans accidens notables ; enfin il est nouveau ou invétéré : cette différence est de conséquence, quant à la curabilité. Cette maladie attaque les enfans communément à la sortie des dents, et jusqu'à quatre ans, quelquefois jusqu'à la septième année, quelquefois même jusqu'à la dixième ; enfin il est des hommes chez qui elle dure toute la vie, ce qui, à la vérité, est bien rare.

Causes.

La cause prochaine ou immédiate est certainement le ramollissement des os : or tout ce qui pourra opérer ce ramollissement sera cause matérielle du rachitis ; mais il est démontré que les os les plus durs, l'ivoire même, se réduisent en pâte à la présence d'un levain aigre, et qu'ils sont réduits en une sorte de pulpe lorsqu'on les met dans les acides minéraux ou végétaux ; donc les remèdes propres à guérir le rachitis sont ceux qui absorbent et détruisent le saburre aigre. La cause matérielle de cette maladie est un levain acide qui porte son effet sur les os, leur fait perdre leur consistance et leur dureté naturelle. Il paroît même que c'est à l'action de ce levain qu'est dû le ramollissement d'os qu'on voit de temps en temps : tels sont ceux dont parlent *Fernel*, *Saviard* etc. Tout ce qui pourra fournir au sang ce levain, ce miasme aigre, sera par conséquent cause éloignée de cette maladie. Les causes qui donnent lieu au passage immédiat de ces matières dans le sang sont l'usage immodéré des acides quelconques, comme vinaigre, limon et autres acides, les fruits acerbes, les vapeurs aigres. Les causes qui le produisent médiatement sont le dérangement des digestions, le mauvais usage des alimens non fermentés, qui aigrissent aisément dans l'estomac (la bouillie est très-propre à produire ce levain aigre), enfin toutes les causes des mauvaises digestions. Ainsi le manque d'exercice, l'excès du manger, la foiblesse de l'estomac, le trop d'exercice, et sur-tout l'air épais, humide, aqueux, chargé d'exhalaisons putrides, seront causes éloignées du rachitis. L'air impur existe sur-tout dans les grandes villes, et c'est pour cette raison que le nouage a lieu à Paris, tandis qu'il est rare dans les provinces.

Symptômes.

Il s'annonce par une langueur universelle et par des lassitudes spontanées. Si l'enfant marche déja, il perd bientôt cette faculté ; la tête augmente en grosseur, tandis que le reste du corps maigrit et semble s'atrophier ; le visage est plein, haut en couleurs, et annonce une santé parfaite, qui n'existe cependant pas. Il semble que ces enfans ont plus d'esprit que les autres et plus d'imagination, leur jugement est même prématuré. Cet état durant quelque temps, on voit la peau du reste du corps se décolorer, se rider, le ventre se tuméfier; la poitrine se serrer, s'applatir sur les côtés, s'alonger en pointe, former enfin ce que le peuple appelle *estomac de chapon*. La tête continue à grossir plus qu'elle ne le doit proportionnellement au reste du corps. Les os de toute la machine, et spécialement l'épine dorsale, les os de l'avant-bras, de la jambe, les clavicules, se contournent de diverses façons; quelquefois ceux de la cuisse se courbent aussi, mais plus rarement cependant. Enfin, quand le mal dure un certain temps, comme trois ou quatre ans, il se fait une révolution singulière chez la plupart de ceux qui en sont attaqués. Une fièvre aiguë s'allume, des douleurs intolérables se font sentir, des sueurs abondantes se déclarent; en un mot, la machine éprouve une crise véritable; mais la plupart des enfans, ne pouvant la supporter, périssent dans de vives douleurs, qui quelquefois sont accompagnées de convulsions.

Diagnostic.

Il n'est pas plus difficile que celui des différences.

Prognostic.

Le rachitis en lui-même n'est pas dangereux; mais la crise qui arrive vers l'âge de cinq à six ans, et même sept, est très-fâcheuse, puisqu'elle est mortelle chez la plupart des enfans. Si la maladie ne se guérit pas à cet âge, l'enfant restera vraisemblablement contrefait toute la vie. Il est d'observation que les rachitiques qui deviennent galeux guérissent plus promptement et plus aisément. Cette observation est de conséquence; il faut y faire attention. Quant à la curation, on guérit en général très-difficilement ; l'art a fait peu de progrès dans cette partie : c'est la nature qui fait presque tout.

Cure.

Il y a deux objets à remplir. 1°. Lorsque le rachitis commence, il faut prévenir le développement du mal, et détruire promptement le levain rachitique; 2°. quand le mal est formé, il faut faire en sorte de redresser les os, et de remédier à leur ramollissement.

1°. Lorsqu'un enfant se noue étant encore au berceau, on conseille de purger souvent la nourrice, de lui donner des altérans, de prescrire pour l'enfant quelques absorbans, et sur-tout de lui faire respirer un air vif et salubre. Ces préceptes sont bons, il faut les suivre ; on doit, en outre, ôter les enfans de leur maillot, les laisser remuer tout à leur aise, enfin les abandonner, pour ainsi dire, à eux-mêmes. 2°. L'enfant étant parfaitement noué à trois ou quatre ans, on peut lui faire des remèdes; mais quels sont ces remèdes ? Les praticiens conseillent alors certains spécifiques , qu'ils disent fort bons dans cette maladie , tels que les absorbans , le corail en poudre, les cloportes , les vers de terre , etc. ; mais ce ne sont que de petits remèdes , qui n'ont d'autre propriété que d'absorber les aigres , et qui ne sont pas curatifs. De nos jours , on a beaucoup vanté la racine de garance , on l'a même donnée comme immanquable ; cependant l'usage de cette racine a fait voir qu'elle a peu d'effet. J'ai tenté ce remède de différentes façons , et je n'en ai jamais eu un succès décidé. Les médicamens qui m'ont le mieux réussi sont la terre foliée de tartre et le savon , que j'allie avec quelques absorbans : j'envoie l'enfant à la campagne ; je le laisse courir, aller, venir , se rouler par-tout , en un mot, comme les enfans de la campagne. Si on ne peut pas employer ce moyen , je conseille de coucher le malade au grenier, c'est-à-dire ; dans l'endroit le plus élevé de la maison et le mieux aéré. Je crois qu'il est plus à propos de le faire coucher sur une paillasse que sur un matelas. Le régime étant réglé comme il convient , je purge souvent avec les amers , et j'ordonne , le soir et le matin , un bol fait avec onze grains de savon, autant de terre foliée de tartre ; j'y joins quelques grains d'un absorbant quelconque , et tous les jours j'augmente d'un grain la dose de savon , de même que celle de la terre foliée. Je fais prendre une eau minérale ferrugineuse ou saline pour seule et unique boisson; je continue ce traitement pendant huit et même quinze jours; ensuite, dans la crainte de porter trop de feu, je le laisse pendant huit jours. Au bout de ce temps, je le recommence, et je continue pendant quinze jours ou trois semaines, et ainsi de suite, jusqu'à ce que les os soient bien raffermis; car il est bon d'observer que ce remède n'a, pour l'ordinaire, de succès que quand l'enfant commence à se nouer vers l'âge de trois ou quatre ans. S'il est rachitique dès sa plus tendre enfance, le traitement ne fait, pour ainsi dire, rien : il faut pour lors attendre le temps où la nature veut opérer la crise qu'elle excite communément vers sept ans; pour lors, comme la maladie est aiguë, il faut saigner un peu et purger beaucoup. Je donne, de deux en deux heures, deux grains d'ipécacuanha. Cette manière de me conduire pendant la crise m'a réussi trois ou quatre fois. J'avoue, de bonne foi, que la plupart des enfans auxquels j'ai donné mes soins sont morts; ce qui me fait croire que je dois tout aux forces de la nature dans les cas où j'ai eu quelques succès. Voilà ma méthode; voyez si elle ne pourra pas acquérir plus d'efficacité : ce n'est qu'une pierre d'attente que je pose, c'est à vous à bâtir d'après moi et à finir l'édifice.

Pendant que l'épine et les os se contournent, faut-il faire usage des corps de baleine et des bottines ? voici le seul cas où je trouve que les corps de baleine aient quelque utilité ; eux seuls peuvent s'opposer à la torsion de l'épine. Si une jambe ou toutes les deux se tournent, il faut faire usage des bottines, non pas faites à l'ordinaire, elles ne serviroient à rien, mais faites avec des bandes de fer garnies de matelas, qu'on appuie aux deux côtés de la jambe, et qu'on assujettit par de fortes courroies ; et si la cuisse se courbe, au moyen d'une charnière à chaque hanche, on en ajoute une autre semblable, qui s'applique aux deux côtés de la cuisse, comme les précédentes ; par le bas, elles tiennent à la semelle du soulier par deux écrous. Par ce moyen, sans que l'enfant soit gêné dans ses mouvemens, les os se trouvent maintenus avec force, pressés, comprimés également, de façon qu'ils ne peuvent se jeter ni d'un côté ni de l'autre. Si une jambe paroît plus forte que l'autre, il faut la charger d'un morceau de plomb qu'on met dans le soulier pour donner plus d'exercice aux muscles de cette jambe, et prévenir par là la torsion du tibia. Mais, je le répète, tous ces moyens sont peu efficaces quand on ne fait pas respirer à l'enfant l'air de la campagne, et sur-tout quand on ne le laisse pas vivre à la manière des paysans.

De la dentition.

L'enfant qui vient au monde n'a pas de dents. A l'intérieur de la gencive se trouve une lame osseuse, double, divisée en plusieurs loges : ce sont autant d'alvéoles qui contiennent le germe d'une dent, qui pour lors est mucilagineuse et parfaitement semblable à de la bouillie. La nature prévoyante et sage n'a refusé de dents à l'enfant nouveau né que parce que, loin de lui être de quelque utilité, elles lui seroient, au contraire, très-nuisibles : l'enfant, en tettant sa nourrice, lui mordroit le tetton, ce qui exciteroit douleur, irritation, inflammation, enfin suppuration.

Les enfans qui viennent au monde avec des dents sont rares ; cependant nous en avons un exemple dans la personne du roi Louis XIV, qui, en venant au monde, apporta quatre dents incisives ; ce qui fit prédire qu'il seroit d'une grande force, qu'il vivroit long-temps, et avec toutes sortes de succès. Les fastes et la vie de ce grand roi ont prouvé la vérité de cette conjecture.

L'éruption des dents se fait plus tôt ou plus tard, selon la force, la vigueur et la santé du sujet. Elles commencent pour l'ordinaire à pousser vers le neuvième ou le dixième mois, et voici l'ordre le plus commun qu'elles suivent. Les dents incisives moyennes de la mâchoire inférieure sortent les premières, puis celles de la mâchoire supérieure, ensuite les dents incisives latérales de la mâchoire d'en bas, qui sont suivies de leurs correspondantes dans la mâchoire d'en haut. Les quatre dents canines viennent dans le même ordre vers le quinzième mois ; enfin paroissent les premières molaires, au nombre de quatre à chaque mâchoire, deux de chaque côté, ce qui fait vingt en tout : alors on dit que l'enfant a toutes ses dents ; ce qui arrive vers deux ans et demi. Il y en a encore douze à venir ; mais elles ne paroissent que par la suite. Il y a quelquefois des exceptions à cette règle. Les dents incisives sortent assez facilement, et sans beaucoup de douleur, parce qu'elles tranchent et coupent les gencives de plus en plus jusqu'à ce qu'elles soient arrivées au collet, que leur couronnement soit entièrement hors de l'alvéole ; ce qui ne peut se faire sans une distraction assez considérable.

Symptômes.

Tous les accidens qui accompagnent la sortie des dents sont renfermés dans un aphorisme d'Hippocrate, que voici. *Lorsque les dents commencent à sortir aux enfans, ils sont souvent attaqués de fièvre ; il leur survient un prurit aux gencives, qui dégénère en douleur, en écoulement de salive, et quelquefois des convulsions, des coliques, des dévoiemens.* Détaillons tous ces symptômes. Les enfans commencent à éprouver une douleur, mais plus ou moins considérable suivant les différens sujets. Elle dépend, non pas de la distraction de l'alvéole, comme quelques-uns l'ont prétendu , mais de la distraction du périoste de la gencive ; cette dernière est plus rouge , plus tuméfiée que d'ordinaire : aussi les effets qui se font appercevoir spécialement dans les environs de la dent qui fait son ouverture donnent-ils à la maladie un caractère inflammatoire. Ainsi l'enfant a une fièvre très - forte, qui l'abbat et le porte au sommeil, d'autrefois qui l'agite et l'empêche de dormir : cette fièvre est accompagnée de tous les accidens ordinaires, telles que douleurs de tête , sécheresse à la peau, fréquence dans le pouls, qui, petit et concentré pendant la douleur, se développe lorsqu'enfin la douleur cesse. L'enfant porte toujours ses doigts et ses poings dans sa bouche ; il a une soif excessive ; il veut tetter continuellement, au point qu'il épuiseroit bientôt la nourrice, si elle lui donnoit toutes les fois qu'il demande.

Quand la dentition est trop difficile, qu'elle dure trop long-temps, on trouve vers le palais, à l'intérieur des lèvres, de petites aphtes qui donnent une mauvaise odeur à la bouche. L'enfant a le visage pâle, les yeux mornes, éteints ; il est hargneux, de mauvaise humeur, crie toujours ; son corps fond, maigrit à vue d'œil ; enfin il survient une diarrhée abondante chez quelques enfans, produite par le relâchement de l'estomac et des intestins, lequel dépend de la quantité de la salive que l'enfant exprime en remuant continuellement la mâchoire : c'est encore pour cela qu'il bave tou-jours. La matière du dévoiement sent l'aigre ; elle est verdâtre, et on y voit de petits points blan-châtres que les bonnes gens ont pris mal à propos pour le germe des dents.

Diagnostic.

Il n'est pas difficile ; on en juge par la présence des symptômes ci-dessus rapportés.

Prognostic.

La sortie des dents est une opération fâ-cheuse, non pas en elle-même, mais par rapport aux accidens ; c'est une crise que tout homme a éprouvée. Quand les vingt-deux sont sorties, les accidens sont passés, car pour l'ordinaire les deux dernières molaires ne produisent pas de fâcheux accidens. Le danger est beaucoup plus grand, si plusieurs d'elles sortent à la fois, sur-tout si elles percent tard et que l'enfant soit foible. C'est un grand mal quand les dents arrivent sans diarrhée, ce qu'on voit communément chez ceux qui ont la tête grosse ; enfin, le dévoiement qui survient quelquefois est fâcheux, il empêche la nutrition.

Cure.

Les indications qui se présentent ici à remplir sont, 1°. d'écarter les accidens dont l'enfant est menacé ; 2°. de hâter et de faciliter la sortie des dents; pour écarter les accidens qui accompagnent l'éruption. Il faut calmer l'inflammation; or on ne le fait qu'en prescrivant certaines choses, tant pour la nourrice que pour l'enfant. Quant à la nourrice, il est sage de lui faire observer, dès les premiers mois et avant la sortie des dents, un régime humectant et délayant, qui donne à son lait les qualités relâchantes, adoucissantes et délayantes. Il faut que ce lait soit abondamment aqueux lors de la dentition, car l'enfant veut toujours tetter. On nourrit la nourrice avec le lait même, avec les farineux, le gruau accommodé au lait ou au gras; on lui donne pour boisson une eau d'orge, des breuvages rafraîchissans, des substances qui contiennent un mucilage ténu et délayé; on la purge plusieurs fois; on la fait boire abondamment; on lui interdit le grand usage des viandes, elles disposent le lait à l'alkalescence; on défend l'exercice trop violent, car il tarit le lait; enfin, on évite les ragoûts et la trop grande quantité de vin.

Quant à l'enfant, on lui fait suivre un régime analogue; mais un mois avant la dentition il est utile de lui tenir le ventre libre, de vuider la saburre des premières voies : ainsi on lui donne un léger purgatif, avec quelques sirops amers; on lui fait ensuite boire quelques teintures de rhubarbe, pour entretenir les forces de l'estomac ; on le promène souvent au grand air.

Le temps de la dentition arrivé, que faut-il faire? Si la fièvre n'est pas trop violente, si la chaleur est foible et le dévoiement modéré; en un mot, quand les accidens sont supportables; on doit faire en sorte de ne nourrir l'enfant qu'avec le lait de sa nourrice, à qui on ne fera que continuer le régime. Si les accidens pressent, à cause de leur intensité, il faut alors mettre en usage quelques remèdes pour les calmer. On ne doit pas purger l'enfant en règle, il n'est déja que trop affoibli par le dévoiement; il a besoin que ses forces soient soutenues; les absorbans ne font rien alors: il est donc inutile d'en surcharger l'estomac. Quant aux convulsions, tous les praticiens commandent l'opium pour les calmer; mais il faut s'en abstenir le plus qu'il est possible, crainte de supprimer la diarrhée. Cependant si le cas est grave, que les convulsions soient trop fortes, qu'elles fassent craindre pour la vie de l'enfant, on peut alors donner le sirop de diacode à un scrupule dans le lait de la nourrice: mais, je le repète, ce n'est que lorsque le danger est grand. Il faut avant de tenter ces secours, attendre un besoin urgent, et mettre en usage d'autres moyens capables de calmer l'irritation et de diminuer la douleur, qui en est une suite. Si le dévoiement n'existe pas, vous tâcherez de le procurer au moyen de quelque sirop purgatif, donné par la bouche ou en lavement.

La deuxième indication est de faciliter la sortie des dents. On a proposé pour cet effet plusieurs remèdes comme spécifiques, entre autres la cervelle de lapin, de coq, que M. P. chirurgien, recommande très-sérieusement, dans son *Traité des maladies des os*. Toutes les substances relâchantes sont ici d'un très-mauvais usage. En effet, elles ramolissent les gencives, les relâchent, les font prêter et céder à l'effort de la dent : il faut au contraire des remèdes propres à dessécher les parties, à les affermir, parce qu'alors ne pouvant prêter, elles se creveront. On évitera donc avec soin les cervelles des animaux, leur sang, les mucilagineux, les huileux comme drogues préjudiciables et contraires à l'indication. On se contentera de frotter les gencives de l'enfant avec les doigts ; on lui donnera un hochet fait avec l'ivoire, la dent de loup, le crystal de roche ; ce dernier vaut beaucoup mieux à cause de sa dureté et de sa fraîcheur : les enfans mâchent le hochet, compriment leurs gencives, et par ce moyen accélèrent la sortie des dents. On a coutume d'attacher au hochet des grelots, qui, par le bruit qu'ils font, étourdissent la douleur de l'enfant : cet usage n'a rien que de bon. Si, malgré ces secours, les dents tardent trop à paroître, une incision ne conviendroit-elle pas sur les gencives ? oui, elle convient beaucoup alors, c'est même le plus sûr moyen de calmer les accidens sur-le-champ ; mais il faut le faire dans le temps convenable. On attend donc que la gencive soit fort mince, que la dent pointe bien, et qu'elle soit près de se montrer. Si on fait l'incision trop tôt, la dent n'étant pas assez avancée, l'opération sera non-seulement infructueuse, mais encore dangereuse, car on ajoute une nouvelle douleur à celle qui existoit par l'inflammation.

Cette opération consiste à donner un simple coup de bistouri sur la petite éminence qui désigne le lieu où la dent est placée : celle-ci se fait bientôt appercevoir, et les accidens disparoissent ; il ne faut cependant la mettre en usage que quand les autres moyens ont été employés sans succès. Cette méthode vaut mieux que celle de certaines nourrices qui coupent la gencive avec l'ongle, ce qui est très-condamnable ; l'ongle ne coupe pas ; il hache, déchire ; il doit certainement augmenter l'inflammation.

F I N.

TABLE
DES MATIÈRES
Contenues au premier volume.

TOME PREMIER.
PREMIÈRE PARTIE.

Abrégé historique de l'art des accouchemens, Page 1

Description du bassin dans l'état naturel, 15

Description des parties dures, 16

État naturel du bassin, 17

Os des îles, ibid.

Os pubis, 18

Os ischion, 19

Os sacrum, 20

Coccyx, 21

Du bassin, Ibid.

Descsiption des parties dures dans l'état contre nature, 30

Os des îles, 31

Os pubis, 32

Os ischion, 33

Os sacrum, 34

Différence du bassin de la femme de celui de l'homme, 35

Description

Description des parties molles et externes de la
    génération,   37
Grandes lèvres,   38
Petites lèvres,   39
Clitoris,   Ibid.
Canal de l'urètre,   40
La fourchette,   41
Orifice externe de la matrice,   42
L'Hymen,   Ibid.
Description des parties molles internes de la gé-
    nération,   46
Du vagin,   Ibid.
De la matrice,   48
Trompes de Fallope,   49
Des ovaires,   50
Examen des parties dures et molles de la généra-
    tion. Objet d'un pareil examen,   54
Signes de strérilité, de virginité et de viol,   59
De la grossesse naturelle et contre nature, signes
    sensibles et rationnels de ces états,   66
De la génération,   67
De la grossesse naturelle,   73
Signes de la grossesse,   80
Signes rationnels de la grossesse,   81
Signes sensibles de la grossesse,   84
De la grossesse contre nature,   89
Du faux germe, du germe avorté et de la môle, 91
Description des membranes, des eaux du placenta,

Tome II.   X

et du cordon ombilical,   97
Des membranes et des eaux qui enveloppent l'en-
    fant,   Ibid.
Vices des eaux,   101
Vices des membranes,   102
Du placenta et du cordon ombilical,   103
Observations,   105
Du cordon ombilical,   106
De la superfétation, et des jumeaux,   107
Des jumeaux,   110
Du régime que les femmes grosses doivent obser-
    ver,   111
Du régime,   Ibid.
Règles de conduite dans l'administration des remèdes
    relativement à l'état de grossesse,   117
De la saignée,   118
Temps où la saignée doit être proscrite, et circons-
    tance pour l'éviter, autant qu'il est possible, 119
Les émétiques,   123
Des purgatifs,   125
Temps où il est plus convenable de purger, Ibid.
Des lavemens,   126
Des narcotiques,   127
Des diaphorétiques et des diurétiques,   128
Des maladies qui peuvent attaquer les femmes
    grosses,   129
Des maladies des premiers mois de la grossesse, 131
De l'inappétence,   Ibid.

Des nausées et des vomissemens,   134
Des diarrhées ,   145
Des vents et coliques ,   155
De l'odontalgie ,   165
Des vertiges , maux de tête, bluettes, étourdisse-
     mens et affections comateuses,   169
Des maladies qui se manifestent dans les trois mois
     du milieu de la grossesse ,   170
De l'insomnie ,   171
Observations ,   174
Des douleurs dans les reins , les aines et les
     cuisses , -   175
Des douleurs des mamelles,   181
De la dyspnée,   184
De la toux et de l'hémoptysie,   186
De la palpitation ,   194
Des vertiges , douleurs de tête , étourdissemens ,
     bluettes et du coup de sang ,   196
Des maladies qui se manifestent dans les trois der-
     niers mois de la grossesse ,   199
De la dysurie ,   200
De l'incontinence d'urine ,   206
Du ténesme ,   209
Des hémorrhoïdes ,   210
Des tumeurs variqueuses ,   215
Des tumeurs œdémateuses ,   219
Des hernies qui surviennent aux femmes grosses, 224
De l'écoulement des eaux ,   227

De la goutte-crampe,   231

Des ardeurs d'estomac et du soda,   234

Des maladies qui attaquent les femmes dans tous les temps de la grossesse,   236

De la gonorrhée des femmes grosses,   237

De la vérole des femmes grosses,   239

Des maladies aiguës qui attaquent les femmes grosses,   242

De l'avortement,   245

Des précautions requises pour procurer un heureux accouchement à une femme parvenue à terme, 264

Des maladies qui attaquent l'enfant dans la matrice,   266

Des couvulsions,   Ibid.

De la débilité de l'enfant dans le sein de sa mère,   268

SECONDE PARTIE.

De l'accouchement naturel,   273

De l'accouchement naturel, l'enfant présentant la tête,   274

Symptômes qui annoncent que l'accouchement est prochain,   281

Signes antérieurs,   282

Curation ou manuel d'accouchement par la tête, 288

De l'accouchement naturel, l'enfant présentant la tête. — Linges nécessaires,   292

Manière de délivrer la femme,   299

De l'accouchement naturel, l'enfant présentant les pieds,   308

Bonne position de l'enfant, quand il présente les pieds,   309

Mauvaise position de l'enfant présentant les pieds,   317

De l'accouchement de plusieurs enfans,   319

De l'accouchement contre nature en général,   324

De l'accouchement contre nature produit par les obstacles qu'oppose l'enfant,   335

Situation transversale, dans laquelle l'enfant présente la poitrine, le ventre, le dos et le côté,   336

Position de la poitrine,   337

Position du ventre,   343

Position d'un côté,   347

Position du dos,   349

Positions dans lesquelles l'enfant présente les fesses, les hanches, les genoux et les épaules,   350

Position des fesses,   351

Position de la hanche,   357

Position des genoux,   359

Position de l'épaule,   364

Positions dans lesquelles l'enfant présente sa main, le coude ou le bras entier,   366

Position de la main,   Ibid.

Position du bras,   367

Positions dans lesquelles l'enfant présente la gorge, la nuque ou le côté du cou,   377

Position de la gorge, 377

Position du côté du cou, 380

Position de la nuque, Ibid.

Mauvaise position de la tête, 384

Position de la face, 385

Position de l'oreille, 391

Position du vertex, la face regardant le pubis, 393

Position de l'occiput, 395

Position de la tête, la face regardant un des os des îles, et l'occiput l'autre, 396

De l'enclavement de la tête, 397

De la tête de l'enfant hydrocéphale, 414

De la grosseur du ventre de l'enfant hydropique, 417

De l'accouchement des épaules de l'enfant, 419

Séparation du tronc de la tête, l'un ou l'autre restant dans la matrice, 423

De la séparation de la tête d'avec le tronc, celui-ci demeurant dans la matrice, 429

Des monstruosités, 431

Fin de la table du premier volume.

TOME SECOND.

SUITE DE LA SECONDE PARTIE.

DE l'accouchement contre nature, qui dépend de la mère,   Page 1

De l'obliquité de la matrice en général,   2

De l'obliquité en devant,   7

De l'obliquité postérieure,   11

De l'obliquité latérale,   13

Des obstacles que les maladies de la mère apportent à l'accouchement,   16

Des convulsions,   17

De la perte,   20

Des hernies,   24

De la descente du vagin,   26

Des carnosités, des brides du vagin,   Ibid.

Des tumeurs du vagin,   29

De la pierre dans la vessie,   32

Des vices de conformation qui forcent à l'opération césarienne,   33

Description des vices qui exigent l'opération césarienne,   34

Manière de faire l'opération césarienne,   42

De l'extraction des môles et faux-germes,   53

TROISIÈME PARTIE.

Du traitement de la femme après un accouchement naturel et sans accident, 58

Manière d'accomoder la femme immédiatement après l'accouchement, 60

Du régime des nouvelles accouchées, 69

Des lochies et vuidanges, 77

De la fièvre de lait, 85

Des maladies des femmes nouvellement accouchées, 92

Des maladies qui suivent immédiatement l'accouchement, 93

Des contusions, Ibid.

Des déchirures, 100

De la suppression d'urine ou strangurie, 108

Du diabète ou incontinence d'urine, 110

Du renversement de la matrice, 118

De la descente de la matrice ou du renversement du vagin, 121

De la chûte du fondement, 127

Des hémorrhoïdes, 129

Des hernies, 130

Des tranchées, Ibid.

De la perte de sang, 139

Des maladies qui ne sont que la suite des accouchemens, 150

De la diarrhée, Ibid.

De la suffocation de la matrice,   159
Des convulsions,   163
De la suppression des lochies sanguines,   167
De la suppression des secondes lochies ou puriformes,
    de la phrénésie et de l'apoplexie laiteuse,   182
De la péripneumonie laiteuse,   195
De la suppression des troisièmes lochies, ou dépôts
    laiteux proprement dits,   263
De l'engorgement laiteux des mamelles ou du poil,
                                            222
De la fièvre miliaire,   231
De l'œdème,   235

QUATRIÈME PARTIE.

Traitement de l'enfant pendant les premières vingt
    quatre heures de sa vie,   237
Choix d'une nourrice, qualités du lait, régime qu'elle
    doit observer,   248
Qualités du lait,   251
Régime de vie que doit garder la nourrice,   253
Gouvernement de l'enfant pendant la première année
    de sa vie,   255
Sevrage de l'enfant,   263
Des maladies des enfans nouveaux nés,   267
Des vices de conformation des enfans nouveaux
    nés,   268

De l'ankyloblépharon, 268

De l'occlusion des oreilles, 273

De l'occlusion des narines, 275

De l'occlusion des lèvres, 276

Du filet, Ibid.

Des vices de conformation qui se voient au nombril, 279

Des maladies de l'enfant qui dépendent de l'accouchement, 280

De la suffocation, Ibid.

Du déplacement des os de la tête, 282

De la contusion du vertex, 283

Des luxations, 284

Des fractures, 285

Des déchirures et contusions, 286

Des maladies proprement dites des enfans nouveaux nés, Ibid.

Des convulsions, 287

De la toux, du vomissement, des coliques, des diarrhées et tranchées des enfans, 291

Des hernies des enfans nouveaux nés, 293

De l'hydrocèle, 294

De la gourme, 295

Des rougeurs des cuisses, des aînes et des fesses, 296

De l'hydrocéphale, 297

De la vérole des nouveaux nés, 298

De la jaunisse des nouveaux nés,   299
De la grenouillette,   303
Du rachitis,   Ibid.
De la dentition,   311

Fin de la table.